ANATOMIE
DESCRIPTIVE
ET DISSECTION

PAR

LE DOCTEUR J. A. FORT

Ancien interne des hôpitaux
Professeur particulier d'anatomie

DEUXIÈME FASCICULE

MYOLOGIE ET APONÉVROLOGIE

PARIS

ADRIEN DELAHAYE, LIBRAIRE-ÉDITEUR

PLACE DE L'ÉCOLE-DE-MÉDECINE

1864

OUVRAGE DU MÊME AUTEUR.

TRAITÉ ÉLÉMENTAIRE D'HISTOLOGIE

1863, 1 vol. in-8. Prix : 5 fr. 50.

Paris. — Imprimerie de E. MARTINET, rue Mignon, 2.

MYOLOGIE ET APONÉVROLOGIE.

CHAPITRE III.

DES MUSCLES ET DES APONÉVROSES EN GÉNÉRAL.

1° Muscles.

Les muscles sont des organes contractiles destinés à faire mouvoir es diverses parties du corps.

Les uns sont placés à la surface du squelette et mettent en mouvement les os et la peau : ce sont les muscles *extérieurs* ou de la *vie animale*. Les autres sont cachés dans les cavités splanchniques et déterminent des mouvements dans les viscères : ce sont les muscles de la *vie organique*.

Les premiers se contractent brusquement, sous l'influence de la volonté. La contraction des seconds est lente et involontaire.

Dans l'étude des muscles de la vie animale nous suivrons l'ordre suivant :

1° Nom.
2° Forme.
3° Insertions.
4° Direction.
5° Rapports.
6° Structure.
7° Action.

Nom. — Le nom des muscles est tiré de leur forme, de leur situation, etc.

Forme. — Les muscles sont triangulaires, carrés, fusiformes, arrondis, etc.

Insertion. — L'insertion d'un muscle est son point d'implantation sur le squelette ou sur la peau (ceux qui se fixent à la peau sont appelés *peauciers*). L'insertion sur le squelette se fait presque toujours au moyen d'un tendon, quelquefois directement sur le périoste. Dans l'étude d'un muscle il faut distinguer avec soin l'*insertion fixe* et l'*insertion mobile*. La première est celle qui reste immobile pendant que le muscle se contracte. Il y a des muscles dont les insertions fixes et mobiles restent toujours les mêmes, mais il en existe d'autres dans lesquels, pour l'exécution de certains mouvements, les insertions fixes deviennent mobiles et *vice versâ*. Dans ce cas on considère comme insertion fixe, celle qui remplit le plus souvent cet usage. Dans la description des muscles on est dans l'habitude de partir d'abord des points fixes.

Direction. — La direction du muscle indique à peu près son action. Il est vrai qu'il faut tenir compte des articulations intermédiaires aux deux extrémités du muscle, de la direction des os et des points de réflexion des muscles. Les fibres qui composent le muscle sont ordinairement directes et s'étendent d'une extrémité à l'autre. En certains points cependant les fibres convergent vers un même point. Ailleurs elles sont circulaires et forment des muscles *sphincters*.

Rapports. — Les muscles recouvrent les os. Ils sont en rapport avec d'autres muscles. Les vaisseaux passent dans les interstices celluleux qui les séparent. On appelle *muscle satellite* d'une artère, celui qui, situé immédiatement à côté de l'artère, guide le chirurgien dans les ligatures : le *sterno-clido-mastoïdien* pour l'artère carotide primitive, le *biceps* pour l'artère humérale, le *long supinateur* pour l'artère radiale, le *cubital antérieur* pour l'artère cubitale, le *couturier* pour l'artère fémorale, le *jambier antérieur* pour l'artère tibiale antérieure et le *pédieux* pour l'artère pédieuse.

Structure. — Les *muscles de la vie animale* sont des organes qui se composent d'une partie moyenne qu'on appelle la chair du muscle, c'est le muscle proprement dit, et de deux extrémités blanchâtres appelées tendons.

1° *Partie moyenne.* — La partie moyenne, charnue, du muscle, est formée d'une enveloppe cellulo-fibreuse (aponévrose) et de faisceaux qui se dirigent dans le sens de la longueur du muscle et qui sont séparés par des lamelles celluleuses : ces faisceaux s'appellent faisceaux secondaires; ils sont visibles à l'œil nu. Chacun de ces faisceaux secondaires est encore divisé en faisceaux plus petits par des couches très-minces de tissu cellulaire lâche : ces faisceaux constituent les *faisceaux primitifs du muscle.*

Le tissu cellulaire qui sépare les faisceaux primitifs s'appelle *périmysium*.

Le faisceau primitif du muscle est formé de 15 à 20 éléments anatomiques, qu'on appelle *fibrilles*, réunis entre eux sans intermédiaire d'aucun tissu. La fibrille a une longueur égale à celle du muscle, elle est partout d'un calibre très-régulier et elle présente sur son trajet des lignes noires foncées, alternant avec des lignes incolores, qui ont fait donner au muscle le nom de *muscle strié*. L'ensemble des 15 ou 20 fibrilles est enveloppé par une membrane particulière qui va d'une extrémité à l'autre, et qu'on appelle *myolemme* ou *sarcolemme*.

Le myolemme est une membrane mince, résistante et élastique, en forme de tube fermé aux deux extrémités des faisceaux primitifs. Le myolemme est réuni aux fibres des tendons par juxtaposition. C'est entre les divers myolemmes que se rencontre le pérymisium.

Tous les éléments anatomiques du muscle, vaisseaux, nerfs, tissu cellulaire, sont placés en dehors du myolemme, et à l'intérieur de ce tube il n'existe que des fibrilles juxtaposées.

2° *Extrémités*. — Les extrémités ou tendons sont des cordons, ou membranes, blancs, nacrés, resplendissants et non contractiles.

Le tendon présente une extrémité qui s'insère le plus souvent sur l'os, cette insertion se fait directement de la fibre à la substance osseuse, sans intermédiaire d'aucune substance. D'autre part le tendon se confond avec le muscle.

Le tendon est entouré d'une enveloppe cellulo-fibreuse qui se continue avec celle de la partie charnue, et d'un ensemble de faisceaux de tissu fibreux rectilignes et parallèles, existant d'une extrémité à l'autre du tendon.

Les faisceaux fibreux sont séparés les uns des autres par des cloisons celluleuses très-minces, dans lesquelles pénètrent de rares vaisseaux. On y trouve aussi quelques fibres élastiques de la variété dartoïque.

Les vaisseaux du muscle sont abondants dans la partie charnue, très-rares dans la partie tendineuse. Dans la portion charnue, les capillaires se ramifient autour du myolemme : ce sont les capillaires les plus fins.

Dans les tendons, les rares vaisseaux qu'on y trouve se jettent dans les cloisons qui séparent les faisceaux fibreux.

Les veines du muscle sont très-nombreuses ; elles possèdent un grand nombre de valvules.

Les lymphatiques sont très-rares.

Quant aux nerfs, ils n'existent pas dans les tendons, et sont peu abondants dans le muscle. Ils se terminent, non point en anses, mais par des extrémités libres. Au moment de se terminer, les tubes nerveux s'appliquent contre le myolemme et ne pénètrent jamais à l'intérieur. Il ne faut pas s'étonner si les nerfs sont si peu nombreux dans les muscles, car il suffit, pour qu'un faisceau primitif se contracte, qu'un seul de ses points soit en contact avec un tube nerveux.

Action. — Lorsqu'un muscle se contracte, ses deux extrémités se rapprochent, la portion mobile est portée vers le point fixe. Une ligne droite tirée d'une extrémité à l'autre du muscle, indique cette action ; mais il faut avoir égard au nombre des articulations qui se trouvent placées entre les deux extrémités du muscle, aux mouvements de ces articulations, ainsi qu'aux points du squelette qui servent de poulie de réflexion aux muscles.

Les *muscles de la vie organique* diffèrent des autres sous plusieurs rapports, ils sont plus pâles, leur contraction est involontaire. L'élément fondamental qui les constitue, ou *fibre-cellule*, est mince, aplati, terminé en pointe aux deux extrémités. La fibre-cellule est étroite et longue, dans quelques cas courte et large comme une cellule. Elle est formée d'une substance fondamentale homogène et possède un noyau central, quelquefois deux. Nous retrouverons les muscles de la vie organique, lorsque nous étudierons la splanchnologie.

2° Aponévroses.

Les aponévroses sont des membranes fibreuses, qui enveloppent et protégent les divers organes. On sait que les membranes fibreuses sont formées d'un tissu dérivant du tissu lamineux ou cellulaire et qu'elles n'en diffèrent que par la disposition des éléments de ce tissu.

Prenez un membre ; au-dessous de la peau, vous trouvez une membrane fibreuse très-forte, très-résistante, qui maintient les muscles, c'est l'*aponévrose d'enveloppe* ou générale du membre. Des cloisons se détachent de sa face interne et s'implantent sur les os en divisant les muscles en groupes, ce sont les *cloisons intermusculaires ;* on les trouve sur les bords antérieur et externe du péroné, sur les bords externe et interne de l'humérus, etc. Des cloisons fibreuses plus petites se détachent des aponévroses et des cloisons intermusculaires et vont fournir à chaque muscle une gaîne fibreuse spéciale. Bien plus, s'il y a entre ces muscles des vaisseaux et des nerfs groupés, une cloison fibreuse se détache de l'aponévrose et vient les entourer, comme on le voit à la cuisse pour les vaisseaux fémoraux. On peut encore considérer comme des prolongements de plus en plus déliés les cloisons de tissu cellulaire qui séparent les divers faisceaux d'un muscle.

Au niveau des articulations, les aponévroses sont généralement plus épaisses et affectent là des dispositions spéciales.

Au niveau du tronc, elles se comportent comme sur les membres.

Dans les cavités splanchniques elles existent aussi, mais ici l'usage veut qu'on les appelle tunique fibreuse et non aponévrose. Elles entourent la rate, le foie, les reins, etc.

Dissection. — Pour l'étude des muscles il faut choisir un sujet adulte et maigre. Les sujets trop gras ou infiltrés présentent beaucoup moins d'avantages.

La section de la peau varie selon les régions que l'on veut disséquer; nous ne devons nous occuper ici que de la dissection des muscles. On découvre d'abord la partie moyenne du muscle. Arrivé à la fibre charnue, qu'il faut avoir soin de toujours laisser intacte si l'on veut avoir une belle préparation, on saisit de la main gauche la peau et l'aponévrose, tandis que la main droite dirige le scalpel. Celui-ci doit être porté exactement dans l'interstice qui sépare le muscle de l'aponévrose. C'est le tranchant et non la pointe du scalpel qui doit opérer cette séparation. Il est une règle dont on ne doit jamais se départir dans la dissection : *disséquer très-lentement;* c'est le seul moyen de bien disséquer et de graver dans l'esprit ce que l'œil voit. Il est plus facile de disséquer les muscles en dirigeant la lame du scalpel parallèlement aux fibres musculaires.

On dissèque les tendons de la même manière.

Il est bon, quand on dissèque les muscles, de conserver les vaisseaux et les nerfs que l'on rencontre et de ménager les aponévroses qui donnent attache aux fibres musculaires. La préparation n'est pas plus longue et elle est plus profitable.

Veut-on étudier les muscles profonds, il faut couper les muscles superficiels à la partie moyenne et non à l'une des extrémités, on peut ainsi replacer les muscles divisés et étudier leurs rapports.

Nous ne nous étendrons pas plus longtemps sur ce sujet, nous réservant de parler avec soin de la préparation des muscles et des aponévroses dans le cours des descriptions.

Lorsque les dissections sont impossibles, en été, par exemple, il ne faut pas pour cela abandonner l'étude de l'anatomie, les élèves pourront encore étudier les muscles et les aponévroses sur de nombreuses préparations fort bien faites et déposées au musée Orfila par les plus habiles anatomistes de notre époque. Nous aurons soin de les indiquer à mesure que nous avancerons dans l'étude de la myologie. Deux sujets de cire placés sous vitrine, au musée Orfila, permettent d'étudier les muscles superficiels et profonds. Les pièces artificielles de M. Vasseur, rue de l'École-de-Médecine, sont aussi d'une grande utilité lorsqu'on veut étudier des surfaces disséquées, superficielles ou profondes; elles tranchent par la beauté des couleurs et par le brillant. Mais elles ont l'inconvénient de ne pouvoir être maniées et de ne laisser voir les objets qu'en surface. Comme il faut toucher pour retenir ce qu'on voit, comme il faut examiner les parties profondes du corps humain, de même que les parties superficielles dans l'étude d'une région, nous croyons que les élèves étudieront avec beaucoup de fruit les préparations d'anatomie clastique de M. le docteur Auzoux, rue Antoine-Dubois, 2. M. Auzoux, après plus de quarante ans de travaux qu'il continue encore avec une persévérance qui commande l'estime et la vénération, est arrivé à imiter le corps humain avec une précision inouïe. Au moyen d'une préparation spéciale, il a fait des os, des muscles, des vaisseaux, des nerfs, etc. Toutes les parties peuvent être touchées, déplacées et remises en place.

M. Auzoux s'est attaché aussi à imiter séparément sur des pièces grossies, certaines régions difficiles, telles que le bassin avec les aponévroses du périnée, la tête, le cerveau, l'oreille, l'œil, la main, etc. Et nous osons le dire ici, n'en déplaise à certains esprits, les élèves qui connaissent le mieux ces régions si compliquées, sont ceux qui se sont servis de ces diverses préparations d'anatomie clastique. Tous les ans, aux mois d'avril et de mai, il se fait chez M. Auzoux, un cours, au moyen de ses préparations pour les examens d'anatomie. Les élèves qui le suivent après avoir disséqué pendant l'hiver, trouvent là une superbe occasion de revoir en peu de temps ce qu'ils ont lentement appris, le scalpel à la main.

L'anatomie clastique n'est pas utile seulement à ceux qui ne peuvent pas se procurer des cadavres; elle est aussi d'une utilité incontestable aux débutants; elle n'inspire aucun dégoût, son étude est même facile et presque amusante. Combien les élèves retireraient de fruits de l'étude de cette anatomie, s'ils l'étudiaient avant de commencer les dissections! Connaissant d'avance les régions qu'ils doivent disséquer, habitués à manier les organes qui y sont contenus, ils feraient des progrès considérables et en fort peu de temps. Il faut en général faire bon accueil aux moyens qui facilitent les études difficiles, surtout quand ces moyens sont excellents.

CHAPITRE IV.

DES MUSCLES ET DES APONÉVROSES EN PARTICULIER.

Nous étudierons les muscles d'après l'ordre indiqué dans le tableau suivant :

Art. 1er. Muscles et aponévroses de la tête.
Art. 2. Muscles et aponévroses du cou.
Art. 3. Muscles extérieurs du tronc et aponévroses.
Art. 4. Muscles intérieurs du tronc et aponévroses.
Art. 5. Muscles et aponévroses du membre supérieur.
Art. 6. Muscles et aponévroses du membre inférieur.

ARTICLE PREMIER.

MUSCLES DE LA TÊTE.

On peut les diviser en deux groupes :

1° Muscles peauciers.

2° Muscles à insertions osseuses. Ces derniers, décrits encore sous le nom de *muscles masticateurs*, sont situés sur les parties latérales de la tête.

§ 1. — Muscles masticateurs.

Ce sont : le temporal,
le masséter,
le ptérygoïdien interne,
le ptérygoïdien externe.

Dissection. — Il est assez peu important, en général, de diriger les incisions de la peau dans tel ou tel sens ; un élève intelligent qui connaîtra seulement la situation des muscles qu'il veut disséquer, saura toujours pratiquer les incisions convenables, en ayant soin toutefois de ne pas inciser du même coup les aponévroses et les muscles.

Voici ce qu'il importe d'indiquer :

1° Pour mettre à nu l'aponévrose temporale qui recouvre le muscle, détacher l'aponévrose épicrânienne et la peau jusqu'à l'arcade zygomatique. Le muscle temporal est situé au-dessous et pour le mettre complétement à découvert, il faut enlever avec la scie l'arcade zygomatique.

2° Pour préparer le masséter, séparez la peau qui le recouvre en ménageant le canal de Sténon ; pour voir sa face profonde, abattre d'un trait de scie l'arcade zygomatique et la renverser en dehors.

3° On peut préparer les muscles ptérygoidiens de plusieurs manières.

A. Scier le maxillaire inférieur entre le corps et les branches, rejeter en avant le corps : cette préparation montre les deux ptérygoïdiens et le tendon du temporal avec leurs rapports.

B. Scier la face sur la ligne médiane, enlever le pharynx et l'amygdale du côté qu'on veut préparer : cette préparation laisse voir le ptérygoïdien interne seulement.

C. Enlever, après avoir disséqué les muscles de la nuque, les vertèbres cervicales au moyen de deux traits de scie. Si la préparation est faite adroitement, on voit les deux muscles, leurs rapports complets. (Il faut ordinairement enlever la glande parotide.)

I. — Temporal.

Ce muscle occupe toute l'étendue de la fosse temporale.

Insertion fixe. — Par des fibres charnues sur toute l'étendue de la fosse temporale et sur la partie supérieure de la face interne de l'aponévrose temporale qui le recouvre.

Insertion mobile. — Par un tendon qui naît au centre du muscle et vient s'implanter au sommet de l'apophyse coronoïde du maxillaire inférieur qu'il entoure.

Rapports. — Il recouvre la fosse temporale et le ptérygoïdien externe.

Il est recouvert par l'aponévrose temporale, qui le sépare des vaisseaux et nerfs temporaux superficiels.

Ce muscle reçoit trois artères et trois nerfs : l'artère temporale profonde antérieure et la temporale profonde postérieure, branches de la maxillaire interne ; la temporale profonde moyenne, branche de la temporale superficielle ; les nerfs temporaux profonds, antérieur, postérieur et moyen, branches du nerf maxillaire inférieur.

II. — Masséter (1).

Muscle quadrilatère, situé en dehors de la branche de la mâchoire.

Insertion fixe. — En haut, au bord inférieur de l'arcade zygomatique et un peu à sa face interne.

Insertion mobile. — A l'angle de la mâchoire et à la moitié inférieure de la face externe de sa branche.

Les fibres se dirigent verticalement en bas, mais les plus superficielles sont obliques d'avant en arrière et de haut en bas.

Rapports. — Recouvert par le canal de Sténon qui le croise, par le nerf facial, l'aponévrose massétérine, la glande parotide et la peau. Il recouvre la branche de la mâchoire et le buccinateur. Ce muscle reçoit deux artères massétérines venant, l'une de la maxillaire interne, l'autre de la faciale, et le nerf massétérin, branche du maxillaire inférieur. Sur le bord antérieur du masséter, il existe un espace anguleux, dans lequel on peut placer le doigt et qui loge la *boule graisseuse de Bichat*, enveloppée par une bourse séreuse, découverte par M. Verneuil ; cette boule ne disparaît jamais complétement.

III. — Ptérygoïdien interne (1).

Muscle situé sur les côtés du pharynx, en dedans de la branche de la mâchoire.

Insertion fixe. — En haut, dans toute l'étendue de la fosse ptérygoïdienne.

Insertion mobile. — A l'angle de la mâchoire et à la partie inférieure de la face interne de sa branche.

Il est dirigé obliquement de haut en bas et de dedans en dehors.

(1) Voy. au musée Orfila les préparations de MM. J. Cloquet et Sucquet, armoires 39 et 39 *bis*.

Rapports. — Il est en rapport en dedans avec le péristaphylin externe et le pharynx, en dehors avec le ptérygoïdien externe et la branche de la mâchoire, dont il est séparé par un espace qui contient le ligament sphéno-maxillaire et les vaisseaux et nerfs dentaires.

IV. — Ptérygoïdien externe (1).

Situé en dehors de l'apophyse ptérygoïde.

Insertion fixe. — A la face externe de l'apophyse ptérygoïde et à la partie supérieure de la fosse zygomatique par deux faisceaux distincts.

Insertion mobile. — A la partie interne du col du condyle du maxillaire inférieur et au disque fibreux interarticulaire.

Rapports. — En dedans, avec l'apophyse ptérygoïde et le ptérygoïdien interne; en dehors, avec le col du condyle et le tendon du temporal. Il est traversé entre ses deux faisceaux par l'artère maxillaire interne.

Action des muscles masticateurs. — Le temporal, le masséter et le ptérygoïdien interne sont élévateurs de la mâchoire inférieure. Le ptérygoïdien interne, en raison de son obliquité, concourt aux mouvements de diduction ou de latéralité de la mâchoire. Le ptérygoïdien externe, lorsque les deux muscles se contractent seuls, porte le maxillaire en avant. Mais si les muscles abaisseurs de la mâchoire se contractent en même temps, il devient abaisseur de la mâchoire, en portant le condyle en avant. Si le ptérygoïdien externe se contracte d'un seul côté, il produit un mouvement de latéralité et porte le menton du côté opposé. Les muscles masticateurs sont tous animés par les rameaux moteurs du nerf trijumeau, dont l'ensemble a reçu le nom de *nerf masticateur*.

§ 2. — Muscles peauciers.

Ces muscles sont situés à la voûte du crâne et à la face. Parmi ceux de la voûte du crâne, au nombre de quatre, les trois muscles auriculaires seront décrits avec l'oreille. Il reste donc à décrire pour cette région un seul muscle, l'occipito-frontal.

(1) Voy. au musée Orfila les préparations de MM. J. Cloquet et Sucquet, armoires 39 et 39 *bis*.

I. — Peaucier du crane, ou occipito-frontal.

Il occupe toute la surface de la voûte crânienne.

C'est un muscle digastrique aplati, dont la partie postérieure constitue le muscle occipital, et la partie antérieure le muscle frontal. Le tendon intermédiaire aplati constitue l'aponévrose épicrânienne.

A. Occipital.

Situé à la partie postérieure du crâne.

Insertion fixe. — A la ligne courbe supérieure de l'occipital.

Insertion mobile. — Au bord postérieur de l'aponévrose épicrânienne qui s'avance entre les deux portions de l'occipital, sous forme de languette.

Rapports. — Il recouvre l'occipital et le pariétal. Il est recouvert par le cuir chevelu.

Action. — Il tend l'aponévrose épicrânienne, entraîne le cuir chevelu en arrière, efface en partie les rides du front.

B. Frontal.

Situé au-devant de l'os frontal. Ce muscle n'a pas de point fixe permanent. Tantôt il le prend en haut, tantôt en bas, le plus souvent cependant l'insertion cutanée est mobile.

Insertions. — *En haut*, il s'insère sur le bord antérieur de l'aponévrose épicrânienne qui s'insinue entre les deux moitiés du muscle sous forme de languette.

En bas, il s'insère à la face profonde de la peau de l'espace intersourcilier et à la peau des sourcils, en entrecroisant ses fibres avec celles du muscle pyramidal, du sourcilier et de l'orbiculaire des paupières.

Rapports. — Il recouvre le frontal et est recouvert par la peau du front. Il contracte aussi des rapports avec les muscles qui s'entrecroisent avec lui.

Action. — Tantôt il tire l'aponévrose épicrânienne en avant et détermine des rides transversales sur la peau du front. Plus souvent il prend son point fixe sur l'aponévrose épicrânienne et relève les sourcils.

Lorsque le muscle prend son point fixe en haut, il faut que l'occipital soit préalablement contracté.

La contraction de ces deux muscles est souvent simultanée; alors le cuir chevelu est entraîné dans le sens antéro-postérieur.

II. — Peauciers de la face.

Les muscles peauciers de la face convergent presque tous vers l'orifice buccal, excepté ceux du nez et ceux de la portion superficielle de l'orbite.

Ils sont au nombre de 16 :

Orbite, 2. . . . —	Sourcilier.	
	Orbiculaire des paupières.	
Nez, 3 . . . . . . —	Pyramidal.	
	Transverse du nez ou dilatateur des narines.	
	Myrtiforme ou constricteur des narines.	
Lèvres, 11 . . . —	Buccinateur, Orbiculaire,	pour l'orifice buccal.
	Élévateur commun de l'aile du nez et de la lèvre supérieure, Élévateur propre de la lèvre supérieure, Canin,	pour la lèvre supérieure.
	Carré du menton, Muscle de la houppe du menton,	pour la lèvre inférieure.
	Grand zygomatique, Petit zygomatique, Triangulaire des lèvres, Risorius de Santorini,	pour les commissures.

Dissection. — On trouve peu de sujets propres à l'étude de ces muscles; on ne peut les bien étudier que sur les hommes très-robustes et encore! On peut les disséquer, soit par leur face superficielle, ce qui est difficile, parce qu'ils s'insèrent tous à la peau, soit par leur face profonde en décollant le périoste des os. On se sert avec avantage, comme le fait remarquer M. Cruveilhier, d'eau aiguisée d'acide nitrique. Ce liquide ramollit le tissu cellulaire en durcissant la fibre charnue.

III. — Sourcilier.

Insertions. — Ce petit muscle s'insère par son *point fixe* à la partie interne de l'arcade sourcilière.

De là ses fibres se dirigent en dehors et un peu en haut pour se porter vers la face profonde de la peau.

Sa longueur est de 3 à 4 centimètres.

Il entrecroise ses fibres avec celles de l'orbiculaire et du frontal.

Action. — Il rapproche les sourcils.

IV. — Orbiculaire des paupières.

Muscle situé autour de l'orifice palpébral.

Insertion fixe. — A la partie interne de la base de l'orbite par quatre faisceaux.

1° Par un tendon principal ou *tendon direct*, au bord antérieur de la gouttière lacrymale, sur l'apophyse montante du maxillaire supérieur.

2° Par un faisceau plus petit ou *tendon réfléchi*, sur le bord postérieur de la même gouttière.

3° Par un faisceau, à l'apophyse orbitaire interne du frontal au-dessus de la gouttière lacrymale.

4° Par un quatrième faisceau, sur le plancher de l'orbite, immédiatement à côté de la gouttière lacrymale.

Ces quatre faisceaux embrassent le sac lacrymal.

Insertion mobile. — A la face profonde de la peau située en dehors de l'orbite.

Les fibres décrivent des courbes, dont la concavité regarde l'ouverture des paupières : les supérieures sont concaves en bas, les inférieures concaves en haut.

Structure et division du muscle. — Le muscle orbiculaire, dans la partie qui recouvre la base de l'orbite, est épais, très-rouge ; c'est la *portion orbitaire*.

La partie qui est dans l'épaisseur des paupières est plus mince et pâle, c'est la *portion palpébrale*.

La partie qui avoisine le bord libre des paupières est la *portion ciliaire*.

Le mode d'implantation des fibres est variable.

Les fibres supérieures et inférieures du point fixe s'insèrent directement sur l'os. Le tendon réfléchi qui va à la crête postérieure de la gouttière, est une lamelle fibreuse qui se détache du tendon direct, et celui-ci, le plus important, se divise au niveau de la commissure interne de la paupière, en deux branches qui se portent aux extrémités des cartilages tarses. C'est sur les bords de ce tendon que naissent la plupart des fibres musculaires.

Le tendon direct se remarque sur la peau par une ligne blanche qui part de la commissure interne et se dirige vers le nez.

Rapports.— Recouvert par la peau, ce muscle recouvre, du centre vers la circonférence, les cartilages tarses, les ligaments larges des paupières, le sac lacrymal et la base de l'orbite. Il s'entrecroise à la partie supérieure avec les fibres du frontal et celles du sourcilier; et en bas, avec celles des zygomatiques.

Action. — 1° Quand l'orbiculaire se contracte sous l'influence de la volonté, il ferme l'orifice palpébral et porte la commissure externe en dedans.

2° Quand l'élévateur de la paupière supérieure cesse de se contracter, le muscle orbiculaire ferme les paupières par sa tonicité (clignement).

3° Par les fibres qui s'insèrent sur le sac lacrymal, il le dilate et en fait une sorte de pompe aspirante qui appelle les larmes dans la cavité du sac.

On appelle *muscle de Horner*, un petit muscle situé derrière le sac lacrymal et le tendon de l'orbiculaire, long de 5 à 6 millimètres.

Ce muscle est décrit communément avec l'orbiculaire des paupières. Il est extrêmement petit et pour l'apercevoir il faut renverser les paupières de dehors en dedans.

Il s'insère *en dedans* sur le tendon réfléchi de l'orbiculaire, et *en dehors* en arrière des points lacrymaux.

Lorsqu'il se contracte, il tire les points lacrymaux en arrière et en dedans, il tend à dilater l'orifice des conduits lacrymaux en même temps qu'il les fait plonger dans le sac lacrymal. Il facilite par conséquent l'écoulement des larmes dans le sac lacrymal.

V. — Pyramidal.

Petit muscle situé entre les deux sourcils à la racine du nez et décrit par plusieurs auteurs sous le nom de *pilier du frontal.*

Insertions.— *En bas*, sur le bord inférieur des os propres du nez et sur les cartilages latéraux du nez.

Il se dirige en haut et va s'insérer à la face profonde de la peau de la région intersourcilière, en entrecroisant ses fibres avec celles du frontal.

Action.— Il abaisse la peau de la région intersourcilière et la ride transversalement.

VI. — Muscle transverse ou dilatateur du nez.

Situé sur le dos du nez où il s'entrecroise avec celui du côté opposé pour former une espèce de selle.

Insertions.— Il s'insère *en haut* sur le dos du nez dans sa portion cartilagineuse, au moyen d'une aponévrose qui descend sur les parties latérales du nez et donne naissance à des fibres charnues qui viennent s'implanter sur le bord postérieur des cartilages de l'aile du nez et sur la peau qui les recouvre.

Action.—Il porte en haut et en avant la partie postérieure de l'aile du nez et dilate les narines.

VII. — Myrtiforme ou constricteur des narines.

Situé au-dessous des narines.

Insertions. — *En bas*, dans la fossette myrtiforme du maxillaire supérieur, et *en haut*, par deux faisceaux, à la sous-cloison et à la partie postérieure de l'aile du nez.

Action.—Il porte en bas et en avant les parties sur lesquelles il s'insère et rétrécit la narine.

VIII. — Buccinateur et orbiculaire des lèvres.

Le buccinateur ou muscle de la joue s'étend des deux arcades dentaires et du pharynx vers les lèvres où il constitue l'orbiculaire.

Insertions. — Il s'insère en arrière à la partie externe du bord alvéolaire de la mâchoire supérieure et au tiers postérieur de la lèvre externe du bord alvéolaire de la mâchoire inférieure, à une bandelette fibreuse étendue du sommet de l'apophyse ptérygoïde à l'épine de Spix, et connue sous le nom d'*aponévrose buccinato-pharyngienne.* Cette aponévrose sépare le constricteur supérieur du pharynx du buccinateur.

Direction des fibres.—Les supérieures se dirigent obliquement en bas et en avant; les inférieures obliquement en haut et en avant; les moyennes horizontalement en avant. Vers les commissures des lèvres, les fibres s'entrecroisent, les supérieures passent dans la lèvre inférieure et les inférieures dans la lèvre supérieure pour former le *muscle orbiculaire des lèvres.*

Celles qui sont situées sur le bord libre des lèvres, passent directement d'un côté à l'autre sans s'insérer aux os. Celles qui sont immédiatement en dehors, s'entrecroisent sur la ligne médiane pour s'insérer, les supérieures, sur la fossette myrtiforme du côté opposé, les inférieures, sur le côté opposé du maxillaire inférieur en dehors de la symphyse.

Les plus externes s'implantent, les supérieures, sur la fossette myrtiforme du même côté sans s'entrecroiser, les inférieures, sur le maxillaire inférieur à côté de la symphyse sans s'entrecroiser avec celles du côté opposé.

Action. — Lorsque le buccinateur se contracte, il porte les commissures en arrière. Dans la mastication, il porte sous les dents les aliments qui tombent dans le vestibule de la bouche.

IX. — Canin.

Insertions. — *En haut*, sur le maxillaire supérieur au-dessous du trou sous-orbitaire, sur une étendue variable.

De là il descend verticalement pour s'insérer à la face profonde de la peau de la lèvre supérieure, au-devant de l'orbiculaire.

Rapports. — Ce muscle recouvre le maxillaire ; il est recouvert par le nerf sous-orbitaire et les muscles suivants.

X. — Élévateur commun de l'aile du nez et de la lèvre supérieure.

Insertions. — Ce muscle s'insère *en haut* sur les os propres du nez et sur l'apophyse montante du maxillaire supérieur.

Il descend en décrivant des courbes à concavité antérieure et vient s'insérer par quelques fibres à la peau qui recouvre l'aile du nez, et par quelques autres à la face profonde de la peau de la lèvre supérieure.

Son nom indique son action.

XI. — Élévateur propre de la lèvre supérieure.

Insertions. — Il s'insère *en haut* à la partie inférieure du rebord orbitaire, au-dessus du trou sous-orbitaire, dans une étendue de 2 à 3 centimètres.

De là il se dirige en bas et en dedans et va s'insérer à la face profonde de la peau de la lèvre supérieure.

Rapports. — Situé au-devant du précédent et du nerf sous-orbitaire, ce muscle est recouvert par la peau.

XII. — Grand zygomatique.

Il s'insère *en haut* à la face externe de l'os malaire, se dirige en bas et en dedans, pour s'insérer à la face profonde de la peau de la lèvre supérieure, près de la commissure.

Action. — Il tire la commissure en haut et en arrière.

XIII. — Petit zygomatique.

Ce muscle est parallèle au précédent, et comme lui s'insère *en haut* à la face externe de l'os malaire, et *en bas* à la face profonde de la peau de la lèvre supérieure, près de la commissure.

XIV. — Muscle de la houppe du menton.

Il s'insère *en haut* dans la fossette du maxillaire inférieur située de chaque côté de la symphyse. Il descend pour s'insérer à la face profonde de la peau du menton.

Action. — Il élève la lèvre inférieure.

XV. — Carré du menton.

Muscle quadrilatère qui s'insère *en bas* sur la ligne oblique externe du maxillaire inférieur, et se porte *en haut* à la face profonde de la peau de la lèvre inférieure.

Action. — Il abaisse la lèvre inférieure.

XVI. — Triangulaire des lèvres.

Il s'insère *en bas* à la partie postérieure de la ligne oblique externe du maxillaire inférieur, et *en haut* à la face profonde de la peau de la lèvre inférieure au niveau de la commissure.

XVII. — Risorius novus de Santorini.

En avant ce petit muscle s'attache à la face profonde de la peau des commissures, et *en arrière* il se confond avec le peaucier dont il n'est qu'un faisceau.

§ 3. — Aponévroses de la tête.

Parmi les aponévroses de la tête, nous étudierons séparément :
L'aponévose épicrânienne, à la voûte du crâne;
L'aponévrose temporale, sur les parties latérales;
L'aponévrose massétérine, } *à la face.*
L'aponévrose buccinatrice, }

I. — Aponévrose épicranienne.

Membrane fibreuse, épaisse et résistante, située entre le cuir chevelu auquel elle adhère intimement par sa face superficielle, et le péricrâne sur lequel elle glisse au moyen d'un tissu cellulaire lâche.

Cette aponévrose recouvre toute la voûte et les parties latérale du crâne.

Insertions. — Elle s'insère *en avant* sur le bord supérieur du muscle frontal, *en arrière* sur le bord supérieur du muscle occipital, et *sur les côtés* à l'arcade zygomatique.

Rapports. — Elle recouvre les os de la voûte du crâne et le péricrâne; sur les côtés, elle recouvre immédiatement l'aponévrose temporale.

Elle est recouverte, *en avant*, par les branches terminales de l'artère sus-orbitaire et de l'artère frontale, branches de l'ophthalmique; *en arrière*, par les ramifications de l'artère occipitale; *sur les côtés et en haut*, par l'artère temporale superficielle et ses ramifications. Le nerf sus-orbitaire en avant, le nerf occipital en arrière, et le nerf temporal superficiel sur les côtés, la recouvrent également.

Au niveau de la région temporale, elle donne insertion aux muscles auriculaires supérieur et antérieur.

Structure. — Cette aponévrose est formée principalement de fibres antéro-postérieures, et accessoirement de quelques fibres transversales qui vont d'une arcade zygomatique à l'autre.

Elle peut être considérée comme un tendon aplati intermédiaire aux muscles occipital et frontal.

II. — Aponévrose temporale.

Aponévrose très-épaisse qui recouvre la région temporale.

Insertions. — Elle s'insère sur la ligne qui limite la fosse temporale : *en bas*, sur le bord supérieur de l'arcade zygomatique; *en* *avant*, sur le bord postérieur de l'os malaire et sur l'apophyse orbitaire externe du frontal; *en haut et en arrière*, sur la ligne courbe située à la face externe du temporal, du pariétal et du frontal.

Rapports. -- Elle recouvre le muscle temporal, auquel elle fournit des insertions. Elle est séparée de la partie inférieure de ce muscle par du tissu graisseux qui communique avec celui de la fosse zygomatique, de sorte qu'un épanchement sanguin ou purulent de cette région glisserait dans la fosse zygomatique.

Elle est recouverte par le nerf et les vaisseaux temporaux superficiels, dont elle est séparée par le prolongement de l'aponévrose épicrânienne.

III. — Aponévrose massétérine.

Cette aponévrose recouvre le muscle masséter. Elle a les mêmes insertions.

Rapports. — Elle recouvre le masséter et est recouverte par le canal de Sténon, par le peaucier et la peau.

Elle se confond sur le bord antérieur du muscle avec l'aponévrose buccinatrice, et forme avec elle un angle rentrant dans lequel est située la boule graisseuse de Bichat.

IV. — Aponévrose buccinatrice.

Cette aponévrose recouvre le muscle buccinateur.

Insertion. —Elle s'insère en haut et en bas sur les deux maxillaires, comme le muscle, et en arrière elle se confond avec l'aponévrose massétérine; en avant, elle se perd insensiblement sur la face profonde de la peau des lèvres.

Elle est perforée, un peu en avant du masséter, par le canal de Sténon, qui se dépouille à ce niveau de son enveloppe fibreuse et qui va s'ouvrir, en traversant obliquement ce muscle, au niveau du collet de la deuxième grosse molaire de la mâchoire supérieure.

Quelques auteurs considèrent cette aponévrose comme une expansion fibreuse du canal de Sténon.

ARTICLE II.

MUSCLES DU COU OU DE LA RÉGION CERVICALE (1).

Couche superficielle	latérale....	Peaucier. Sterno-clido-mastoïdien.
	médiane...	Muscles de la région hyoïdienne.
Couche profonde	latérale....	Scalène antérieur. Scalène postérieur. Droit latéral de la tête. Intertransversaires du cou.
	médiane...	Muscles de la région prévertébrale.

Dissection.—Ces muscles sont d'une étude facile chez tous les sujets. Il faut, quand on les dissèque, tendre le cou en plaçant le côté opposé à celui que l'on étudie sur un billot qui laisse pendre le tête.

Veut-on disséquer la *région superficielle latérale gauche*, on place le billot sous la face droite du cou et l'on pratique deux incisions parallèles le long de la clavicule gauche et le long du maxillaire inférieur, que l'on réunit ensuite par une incision verticale. On doit procéder ici avec ménagement, car le muscle *peaucier* que l'on rencontre le premier est peu développé chez certains sujets, et de plus il est contenu dans le tissu cellulaire sous-cutané. Quand on a renversé les deux lambeaux de peau en avant et en arrière, on voit le *sterno-mastoïdien*. Gardez-vous de le dépouiller de son aponévrose, il perdrait sa forme ! Vous rencontrerez à la face externe de ce muscle, au-dessous du peaucier, la veine jugulaire externe et les cinq branches du plexus cervical superficiel, que vous conserverez pour l'étude des rapports superficiels. Pour étudier le muscle dans ses rapports profonds, incisez-le à la partie moyenne et rejetez en haut et en bas les deux extrémités. Cette préparation sert aussi à préparer le plexus cervical et les *muscles scalènes*.

Pour préparer les *muscles latéraux profonds*, petit droit *latéral* de la tête et *intertransversaires du cou*, il faut enlever les scalènes et les muscles médians profonds.

On disséquera les *muscles médians* en plaçant un billot sous la nuque. On incisera la peau le long du maxillaire inférieur et des clavicules; on réunira ces deux incisions par une autre verticale et médiane, et l'on rabattra de chaque côté la peau et le peaucier. (Il faudra aussi étudier ces muscles après le sterno-mastoïdien qui les masque en partie et qu'il faudrait sacrifier.) Cela fait, il faut disséquer ces muscles avec un *soin extrême, très-lentement*, et conserver tous les vaisseaux, nerfs et glandes, que l'on rencontre. Si l'on enlève les glandes parotide et sous-

(1) Voy. au musée Orfila les pièces de MM. J. Cloquet et Sucquet, armoires 39 et 40 *bis*.

maxillaire et les nerfs nombreux qui se rencontrent dans cette région, on fait un mauvais travail, et vous pouvez être persuadés, que si cette région est peu connue des élèves en général, cela tient *uniquement* aux défauts énormes de dissection qu'on ne leur a pas fait assez remarquer. Ce n'est pas tout que d'étudier l'insertion d'un muscle, il faut connaître surtout les rapports. Ce que nous disons de la région sus-hyoïdienne, s'applique aussi à la région sous-hyoïdienne, très-facile à disséquer, mais qui demande de l'attention, à cause du voisinage du corps thyréoïde, des artères carotides et thyréoïdiennes.

On ne saurait *méconnaître l'importance de ces conseils* quand on songe aux nombreuses opérations que tous les médecins et chirurgiens sont obligés d'y pratiquer. Ex.: trachéotomie, ouverture d'abcès, etc.

Pour préparer les muscles médians profonds ou prévertébraux, il suffit d'enlever le pharynx et l'œsophage qui les recouvrent. Par cette simple préparation on les met facilement à nu. On peut, si l'on veut, faire tomber d'un trait de scie la portion de tête qui est en avant de la colonne vertébrale; la préparation est ainsi plus dégagée.

§ 1. — Muscles superficiels latéraux.

I. — Peaucier.

Muscle large, très-mince, situé sur les parties latérales et antérieure du cou.

Insertions. — Il s'insère en bas à la face profonde de la peau qui recouvre le deltoïde et la partie supérieure du grand pectoral. De là ses fibres se dirigent en haut, en avant et en dedans, et s'insèrent, les plus internes sur la ligne médiane où elles s'entrecroisent avec celles du côté opposé, les autres concourent à former le carré du menton, forment le risorius de Santorini; quelques-unes se portent dans l'épaisseur de la lèvre inférieure, d'autres s'insèrent à la face profonde de la peau qui recouvre la glande parotide. Quelques fibres de ce muscle s'insèrent en outre au tubercule mentonnier et à la ligne oblique externe du maxillaire inférieur.

Rapports. — 1° Il est recouvert par la peau et situé dans un dédoublement du tissu cellulaire sous-cutané; 2° il recouvre au niveau de la face le masséter, la parotide, le maxillaire inférieur et le buccinateur; au niveau du cou, le sterno-clido-mastoïdien, l'omoplato-hyoïdien, le mylo-hyoïdien, le ventre antérieur du digastrique et la veine jugulaire externe; au niveau du thorax, il recouvre la clavicule, la partie supérieure du grand pectoral et du deltoïde.

Action. — Abaisseur de la lèvre inférieure.

II. — Sterno-clido-mastoïdien.

Allongé, obliquement étendu sur les côtés du cou.

Insertion fixe. — Par deux faisceaux, à la clavicule et au sternum. Le faisceau sternal, arrondi, s'insère à la partie supérieure de la face antérieure du sternum en s'entrecroisant avec celui du côté opposé et avec les fibres du grand pectoral. Le faisceau claviculaire, large et aplati d'avant en arrière, s'insère sur le quart interne de la face supérieure de la clavicule. De là ses deux faisceaux se dirigent en haut, en arrière et en dehors en se confondant.

Insertion mobile. — Au bord antérieur et à la face externe de l'apophyse mastoïde, ainsi qu'aux deux tiers externes de la ligne courbe supérieure de l'occipital.

Rapports. — Ce muscle est en rapport : 1° *avec des os :* il recouvre le sternum, la clavicule et l'apophyse mastoïde ; 2° *avec une articulation :* il recouvre l'articulation sterno-claviculaire ; 3° *avec des muscles :* il est recouvert par le peaucier dont les fibres croisent sa direction. Il recouvre le sterno-clido-hyoïdien, le sterno-thyroïdien, l'omoplato-hyoïdien, le digastrique, les scalènes, la partie supérieure de l'angulaire et du splénius ; 4° *avec des vaisseaux :* la veine jugulaire externe le recouvre et le sépare du peaucier ; il recouvre l'artère carotide primitive, dont il est le muscle satellite, l'artère carotide interne et la carotide externe , la veine jugulaire interne ; 5° *avec des nerfs :* il recouvre le plexus cervical profond. Son bord postérieur est embrassé par les cinq branches nerveuses qui composent le plexus cervical superficiel et qui recouvrent sa face externe. Le nerf spinal traverse ce muscle de dedans en dehors. Il recouvre de plus le nerf pneumogastrique et l'anse nerveuse du nerf grand hypoglosse. Son bord postérieur forme le bord interne du triangle sus-claviculaire. — A la partie inférieure du muscle, on remarque un triangle rempli de tissu cellulaire qui sépare les deux insertions claviculaire et sternale ; au fond de ce triangle, on trouve le muscle sterno-cléido-hyoïdien et derrière lui l'artère carotide primitive.

Action. — Fléchisseurs de la tête. Lorsque la tête est fortement renversée en arrière, ces muscles sont extenseurs; si un seul de ces muscles se contracte, il incline la tête de son côté et porte la face du côté opposé. Cette action isolée du muscle s'observe journellement dans le torticolis. Dans les inspirations forcées, ces muscles se contractent énergiquement et concourent à élever le thorax.

Structure. — Ce muscle est revêtu d'une aponévrose résistante, dépendant de l'aponévrose cervicale. Lorsqu'elle est intacte, le muscle est aplati, quadrilatère, forme qui est due, comme le fait parfaitement observer M. Richet, à des prolongements fibreux de cette aponévrose, qui vont se confondre avec l'aponévrose qui recouvre la glande parotide. Ces trousseaux fibreux que M. Richet appelle *aponévrose d'insertion faciale*, une fois divisés, le muscle prend une forme arrondie que plusieurs auteurs considèrent à tort comme la forme normale du muscle. Les deux faisceaux de ce muscle étaient décrits par Albinus comme deux muscles distincts, le sterno-mastoïdien et le clido-mastoïdien. Dans ces derniers temps, M. Jules Guérin a voulu faire revivre cette opinion, mais si dans quelques espèces animales il existe réellement deux muscles distincts, cela ne peut avoir lieu chez l'homme, comme le fait observer M. Richet, au point de vue anatomique, physiologique ou pathologique.

Ce muscle reçoit plusieurs branches artérielles parmi lesquelles sont, la sterno-mastoïdienne supérieure, branche de l'occipitale, et la sterno-mastoïdienne inférieure, branche de la thyréoïdienne inférieure. Les nerfs viennent du plexus cervical et du nerf spinal.

§ 2. — Muscles superficiels médians, ou muscles de la région hyoïdienne.

Ces muscles sont divisés en deux groupes, contenant chacun quatre muscles et séparés par l'os hyoïde.

Premier groupe, ou région sus-hyoïdienne :

Mylo-hyoïdien,
Génio-hyoïdien,
Stylo-hyoïdien,
Digastrique.

Deuxième groupe, ou région sous-hyoïdienne :

Sterno-thyréoïdien,
Thyréo-hyoïdien,
Sterno-cléido-hyoïdien,
Omoplato-hyoïdien.

I. — Mylo-hyoïdien.

Muscle mince, large, formant la principale partie du plancher de la bouche.

Insertions. — En haut, sur toute l'étendue de la ligne myloïdienne ou oblique interne du maxillaire inférieur. De là ses fibres se dirigent obliquement en arrière et en dedans et s'insèrent : 1° les plus externes, au bord supérieur de l'os hyoïde ; 2° les plus internes, sur la ligne médiane, sur un raphé fibreux formé par l'entrecroisement des deux muscles.

Rapports. — 1° Il est recouvert par le digastrique, la glande sous-maxillaire, le peaucier et l'aponévrose cervicale superficielle ; 2° il recouvre le génio-hyoïdien, l'hyoglosse, la glande sublinguale, le canal de Warthon, le nerf grand hypoglosse, le nerf lingual et la muqueuse buccale. Le bord postérieur de ce muscle est libre, il est embrassé par la glande sous-maxillaire.

Action. — Abaisseur de la mâchoire quand l'os hyoïde est fixé, élévateur de l'os hyoïde quand la mâchoire est immobile ; ce muscle dans sa contraction forme un plan résistant qui soutient la langue et qui concourt à terminer le premier temps de la déglutition.

II. — Génio-hyoïdien.

Petit muscle situé au-dessous du précédent.

Insertions. — En avant aux apophyses géni inférieures, et en arrière au bord supérieur de l'os hyoïde.

Rapports. — Formés de fibres antéro-postérieures, les deux muscles génio-hyoïdiens se touchent sur la ligne médiane. Ils sont recouverts par les mylo-hyoïdiens. Ils recouvrent les muscles génio-glosses, la muqueuse linguale et la glande sublinguale.

Action. — Si l'os hyoïde est fixé, il abaisse la mâchoire. — Si celle-ci est fixe, il porte l'os hyoïde en haut et en avant.

III. — Stylo-hyoïdien.

Mince, grêle.

Insertions. — En haut, à la face postérieure de l'apophyse styloïde, et en bas, à la petite corne et au bord supérieur de l'os hyoïde. Son tendon inférieur est presque toujours traversé par le tendon du muscle digastrique. Il a la même direction et les mêmes rapports que le ventre postérieur du digastrique auquel il est accolé.

Action. — Il porte l'os hyoïde en haut, en arrière et en dehors.

IV. — Digastrique.

Comme son nom l'indique, ce muscle est formé de deux parties charnues, ou ventres, séparées par un tendon intermédiaire.

Insertions. — En arrière, dans la rainure digastrique de l'apophyse mastoïde, et en avant, dans la fossette digastrique du maxillaire inférieur.

Rapports. — 1° Le tendon intermédiaire aux deux parties charnues du muscle traverse ordinairement le tendon du stylo-hyoïdien et se fixe à l'os hyoïde par une expansion aponévrotique qui se réunit à celle du côté opposé; 2° le ventre antérieur est recouvert par le peaucier, et recouvre le mylo-hyoïdien; 3° le ventre postérieur, accolé au stylo-hyoïdien, recouvre les artères carotide externe, linguale, faciale et carotide interne, la veine jugulaire interne et le nerf grand hypoglosse; 4° ce muscle forme avec l'os maxillaire un triangle dans l'aire duquel on trouve la glande sous-maxillaire.

Action. — Si les deux points d'insertion sont fixes, le ventre postérieur porte l'os hyoïde en arrière et en haut, l'antérieur le porte en avant et en haut. L'os hyoïde est élevé si les deux ventres se contractent en même temps. Si l'os hyoïde est fixe, le ventre antérieur peut abaisser la mâchoire inférieure et le postérieur devenir extenseur de la tête sur la colonne vertébrale.

I. — Sterno-thyréoïdien.

Petit muscle allongé, aplati.

Insertions. — En bas, à la partie supérieure de la face postérieure du sternum, près de la ligne médiane. De là il se dirige en haut et un peu en dehors, pour s'insérer sur l'arcade fibreuse qu'on trouve sur les côtés du cartilage thyréoïde et qui est dirigée de haut en bas et de dehors en dedans.

Rapports. — Il est recouvert par le sterno-clido-hyoïdien, un peu par l'omoplato-hyoïdien. — Il recouvre le corps thyréoïde, la trachée, l'artère carotide primitive et la veine jugulaire interne.

Action. — Abaisseur du larynx.

II. — Thyréo-hyoïdien.

De même forme que le précédent.

Insertions. — En bas, à l'arcade fibreuse des parties latérales du cartilage thyréoïde, et en haut au bord inférieur de l'os hyoïde et à une partie de la grande corne.

Rapports. — Il est recouvert par le sterno-clido-hyoïdien. Il recouvre le cartilage thyréoïde, la membrane thyréo-hyoïdienne, les vaisseaux et nerfs laryngés supérieurs.

Action. — Élévateur du larynx quand l'os hyoïde est fixé ; abaisseur de l'os hyoïde quand c'est le larynx qui est fixe.

III. — Sterno-clido-hyoïdien.

Long, aplati et mince.

Insertions. — En bas, à la partie supérieure de la face postérieure du sternum dans le voisinage de la facette articulaire, à l'extrémité interne de la clavicule et à l'articulation sterno-claviculaire. De là ses fibres se dirigent en haut et un peu en dedans, et s'insèrent au bord inférieur de l'os hyoïde.

Rapports. — Il est recouvert par la peau et le sterno-clido-mastoïdien. Il recouvre le thyréo-hyoïdien, le sterno-thyréoïdien et le corps thyréoïde.

Action. — Il abaisse l'os hyoïde.

Ce muscle est désigné par quelques auteurs sous le nom de *sterno-hyoïdien*.

Les deux muscles sterno-clido-hyoïdien sont séparés par un espace anguleux ouvert en bas. Un espace anguleux dirigé en sens inverse sépare les deux muscles sterno-thyréoïdiens, d'où résulte un losange rempli par une aponévrose, recouvrant la trachée et dans lequel l'instrument tranchant doit être dirigé pour l'opération de la trachéotomie.

IV. — Omoplato-hyoïdien.

Encore appelé *scapulo-hyoïdien*, ce muscle, très-long et grêle, est situé sur les parties latérales du cou et présente, comme le muscle digastrique, deux ventres charnus et un tendon intermédiaire.

Insertions. — Il s'insère en bas au bord supérieur de l'omoplate en dedans de l'échancrure coracoïdienne ; de là il se dirige en avant et en dedans et remonte en décrivant une courbe à concavité externe et supérieure pour s'insérer au bord inférieur de l'os hyoïde en dehors du sterno-hyoïdien.

Rapports. — Il est recouvert par le sterno-clido-mastoïdien, le peaucier et le trapèze. — Il recouvre les scalènes, les nerfs du plexus brachial, les vaisseaux sous-claviers et l'artère carotide primitive. Il est réuni à celui du côté opposé par un feuillet de l'aponévrose cervicale appelé *omo-claviculaire*.

Action. — Ce muscle est tenseur de l'aponévrose omo-claviculaire ; en effet, lorsqu'il se contracte, il tend à redresser sa courbure. En tendant cette aponévrose, il facilite l'afflux du sang veineux vers le thorax, car elle est traversée en plusieurs points par des veines qui lui adhèrent intimement. Ce muscle ne se contracte que pendant l'inspiration. Il concourt aussi à l'abaissement de l'os hyoïde.

§ 3. — Muscles profonds latéraux.

I. — Scalène antérieur.

Ainsi désigné à cause de sa forme triangulaire, ce muscle est situé profondément sur les côtés du cou.

Insertions. — 1° En bas, au bord interne et à la face supérieure de la première côte sur un tubercule signalé par Lisfranc, et qui guide le chirurgien dans la ligature de l'artère sous-clavière ; 2° en haut, par quatre faisceaux tendineux, aux tubercules antérieurs des apophyses transverses des cinq dernières cervicales, excepté la septième.

Rapports. — Il est en rapport, en avant et en dehors, avec la clavicule, la veine sous-clavière, le muscle sous-clavier, le sterno-clido-mastoïdien, l'omoplato-hyoïdien, l'artère cervicale ascendante et le nerf diaphragmatique ; en arrière, avec le scalène postérieur dont il est séparé par un espace triangulaire à base inférieure, dans lequel on trouve l'artère sous-clavière et les nerfs du plexus brachial. Il sépare, à son insertion inférieure, l'artère de la veine sous-clavière.

Action. — Élévateur de la première côte, et par conséquent du thorax. Quand le thorax est fixe, ce muscle incline les vertèbres cervicales de son côté.

II. — Scalène postérieur.

Muscle allongé, de même forme que le précédent, placé en arrière de lui.

Insertions. — Il s'insère en bas par deux faisceaux : 1° sur la première côte, en arrière de la dépression qui répond à l'artère sous-clavière ; 2° au bord supérieur de la deuxième côte. En haut, il s'insère par six faisceaux à l'apophyse transverse de l'axis et aux tubercules postérieurs des apophyses transverses des cinq dernières cervicales.

Rapports. — En avant, il est en rapport avec l'artère sous-clavière et le plexus brachial qui le séparent du scalène antérieur ; en arrière, avec les muscles sacro-lombaire, transversaire du cou, splénius et angulaire ; en dehors, avec la partie supérieure du grand dentelé, le sterno-clido-mastoïdien ; en dedans, avec les apophyses transverses, les muscles intertransversaires du cou, les deux premières côtes, le premier espace intercostal.

Action. — La même que le précédent.

III. — Droit latéral de la tête.

Petite languette charnue considérée par M. Cruveilhier comme le premier muscle intertransversaire du cou. — Il s'insère en haut à l'apophyse jugulaire de l'occipital et se porte verticalement en bas sur l'apophyse transverse de l'atlas. Il sépare la veine jugulaire interne qui est en avant de l'artère vertébrale.

IV. — Intertransversaires du cou.

Languettes charnues, disposées par paires et analogues aux muscles interépineux. Au nombre de deux pour chaque espace, et désignés sous le nom d'*antérieur* et de *postérieur*, ces muscles commencent à se montrer entre la deuxième et la troisième vertèbre cervicale jusqu'à la septième. — Ils s'insèrent en bas aux bords antérieur et postérieur de l'apophyse transverse de la vertèbre qui est au-dessous, et en haut aux bords de l'apophyse située au-dessus. Séparés l'un de l'autre par les nerfs cervicaux, ils sont en rapport en dedans avec l'artère vertébrale, en avant et en arrière avec des muscles.

§ 4. — Muscles profonds médians, ou région prévertébrale.

I. — Grand droit antérieur de la tête.

Ce muscle allongé s'insère en haut à l'apophyse basilaire de l'occipital. Il se dirige en bas et en dehors, et va s'insérer aux tubercules antérieurs des apophyses transverses des cinq dernières cervicales, excepté la septième. Il est recouvert par le pharynx, l'artère carotide interne et la veine jugulaire interne, par les nerfs grand sympathique et pneumogastrique. Il recouvre les vertèbres, le long du cou et le petit droit antérieur. Il est fléchisseur de la tête.

II. — Petit droit antérieur de la tête.

C'est un petit muscle qui s'insère en haut à la surface basilaire de l'occipital entre le grand droit et le trou occipital. Il se dirige très-obliquement en dehors et en bas, et s'insère à la base de l'apophyse transverse de l'atlas. Il est placé au-dessous du grand droit et recouvre l'articulation occipito-atloïdienne. Il est fléchisseur de la tête.

III. — Long du cou.

Mince et aplati, ce muscle s'étend de l'atlas aux trois premières vertèbres dorsales. Il se compose de trois ordres de faisceaux : 1° de faisceaux supérieurs qui s'insèrent en haut au tubercule antérieur de l'atlas et à la partie moyenne du corps de l'axis, se dirigent en bas et en dehors pour s'insérer aux tubercules antérieurs des apophyses transverses des cinq dernières vertèbres cervicales, excepté la septième, comme le grand droit antérieur ; 2° de faisceaux inférieurs qui s'insèrent en bas à la face antérieure du corps des trois premières vertèbres dorsales, se dirigent en haut et en dehors pour s'insérer aux tubercules antérieurs des apophyses transverses des mêmes vertèbres cervicales ; 3° de faisceaux moyens, arciformes, qui ne prennent aucune insertion aux apophyses transverses et qui réunissent les insertions extrêmes des deux faisceaux supérieur et inférieur. Ces faisceaux s'insèrent en haut sur la face antérieure du corps de l'axis et sur le tubercule antérieur de l'atlas, et en bas, après avoir décrit une courbe à concavité interne, au corps des trois premières vertèbres dorsales. Ce muscle est recouvert par le pharynx, l'artère carotide primitive et la veine jugulaire interne, par les nerfs grand sympathique et pneumogastrique. Il est appliqué contre les vertèbres.

§ 5. — **Aponévroses du cou** (1).

Une vérité que l'on ne doit pas perdre de vue et sur laquelle ont insisté beaucoup d'auteurs, notamment Gerdy, MM. Chassaignac, Denonvilliers, Richet et Velpeau, c'est que tout organe, vaisseau, nerf ou muscle, est entouré d'une gaîne celluleuse ou aponévrotique

(1) Voyez au musée Orfila, armoire 37, les pièces de Jamain et Legendre.

plus ou moins résistante, dont la formation est due aux mouvements et au déplacement de l'organe.

Nous n'examinerons pas ici les aponévroses à la partie postérieure du cou ; elles seront étudiées dans un des chapitres suivants, mais dans les régions antérieure et latérales, on trouve trois feuillets aponévrotiques : le superficiel ou *aponévrose cervicale superficielle*, le moyen ou *aponévrose omo-claviculaire* (1), et le profond ou *aponévrose prévertébrale*.

I. — Aponévrose cervicale superficielle.

Continue en arrière avec les aponévroses d'enveloppe des muscles superficiels de la nuque, cette aponévrose recouvre le triangle sus-claviculaire, se dédouble au niveau du sterno-clido-mastoïdien pour lui former une gaîne fibreuse, et se termine en avant en formant une cloison qui sépare les muscles peauciers des parties profondes. Cette aponévrose épaisse et résistante s'insère en haut sur le corps du maxillaire inférieur, et en bas sur le bord antérieur de la clavicule et de la fourchette du sternum.

Sur les parties latérales du cou, elle donne deux cloisons fibreuses qui se fixent sur la bifurcation des apophyses transverses des vertèbres cervicales, en embrassant les scalènes.

Elle adhère à l'os hyoïde, et dans la région sus-hyoïdienne elle se comporte de la manière suivante : partie de la ligne médiane, elle enveloppe le ventre antérieur du digastrique, elle adhère au tendon de ce muscle qu'elle fixe à l'os hyoïde et qu'elle réunit au tendon du côté opposé. Elle enveloppe dans un dédoublement la glande sous-maxillaire et se fixe au maxillaire inférieur. Elle envoie à l'angle de la mâchoire une lamelle qui se renverse en dedans et qui limite en bas l'excavation parotidienne. C'est à la partie postérieure de cette région que se trouve l'aponévrose d'insertion faciale qui se porte du sterno-mastoïdien à l'aponévrose parotidienne et à l'angle du maxillaire. Les muscles génio-hyoïdiens et mylo-hyoïdiens sont entourés d'une gaîne celluleuse plutôt qu'aponévrotique.

II. — Aponévrose moyenne ou omo-claviculaire.

M. Richet a étudié avec soin ce feuillet aponévrotique auquel il a donné ce nom. Selon lui, cette aponévrose joue un rôle très-important dans le phénomène de la respiration.

De forme triangulaire, elle s'insère en haut à l'os hyoïde, en bas au bord postérieur de la clavicule et de la fourchette du sternum, et

(1) Richet, *Anatomie médico-chirurgicale*, 1857, p. 484.

10.

sur les côtés, elle s'insère en les enveloppant sur les muscles omoplato-hyoïdiens. Elle est ordinairement résistante. Elle se dédouble au niveau des muscles sterno-thyréoïdiens et sterno-hyoïdiens qu'elle enveloppe.

Sa face antérieure est séparée de l'aponévrose cervicale superficielle par une couche celluleuse dans laquelle est située la veine jugulaire antérieure. La face postérieure ou profonde est en rapport avec le larynx, la trachée, le corps thyréoïde. A la partie inférieure de la région, on voit partir de cette face une foule de prolongements cellulo-fibreux qui se jettent sur les troncs veineux brachio-céphaliques droit et gauche et qui les fixent à l'orifice supérieur du thorax. — On voit d'autres tractus fibreux très-résistants se jeter sur les veines sous-clavières et les fixer à la clavicule et à la première côte. A la partie inférieure, la veine jugulaire externe, au moment où elle se jette dans la sous-clavière, est entourée également par du tissu fibreux.

On voit, en résumé, que les veines jugulaires antérieure et externes perforent une aponévrose avant de se rendre dans le thorax, et que les troncs veineux brachio-céphaliques peuvent être considérés comme traversant aussi une aponévrose, puisqu'ils adhèrent à de nombreux prolongements fibreux.

Or, si l'on se rappelle l'insertion fixe de la base de cette aponévrose au sternum et aux clavicules et celle du sommet à l'os hyoïde, on comprendra facilement la principale action des muscles omoplato-hyoïdiens sur lesquels sont insérés les bords latéraux. En effet, ces muscles, en se contractant, redressent leur courbe et sont, par conséquent, *tenseurs* de cette aponévrose. Celle-ci, tendue, agit à son tour sur les troncs veineux qui la traversent, ou qui traversent ses prolongements fibreux, en dilatant, pour ainsi dire, la cavité de ces vaisseaux. Ces muscles ne se contractant que *pendant l'inspiration*, on voit que le moment de la dilatation de ces veines coïncide précisément avec le moment où le thorax, en se dilatant, attire le sang vers lui. Cette disposition des veines, nécessaire pour la respiration, explique la facilité avec laquelle l'air s'introduit dans ces vaisseaux, lorsqu'ils sont divisés sur le vivant.

III. — Aponévrose prévertébrale.

Cette aponévrose, tendue au-devant de la colonne vertébrale, recouvre immédiatement les muscles prévertébraux, et forme une gaîne à chacun d'eux. Les limites de cette aponévrose sont celles des muscles qu'elle recouvre.

Entre les trois aponévroses que nous venons de décrire, il existe deux loges : l'antérieure, remplie de tissu cellulaire et située entre le feuillet antérieur et le moyen, la postérieure, située entre le feuillet moyen ou omo-claviculaire et l'aponévrose prévertébrale. Dans cette loge qui n'existe que dans la portion sous-hyoïdienne de la région, nous trouvons le larynx, la trachée, le corps thyréoïde, le pharynx, l'œsophage, les vaisseaux et les nerfs réunis en faisceaux sur les côtés de ces organes.

Des feuillets pseudo-aponévrotiques semblent partir des parties latérales de l'aponévrose prévertébrale, pour former à l'artère carotide primitive, à la veine jugulaire interne et au nerf pneumogastrique, une gaîne fibro-celluleuse continue à une autre gaîne commune qui enveloppe le larynx, le pharynx, la trachée, l'œsophage et le corps thyréoïde. A la gaîne vasculaire et nerveuse est accolé le nerf grand sympathique. Mais ce qu'il ne faut pas oublier, c'est que toutes les gaînes ne sont pas aponévrotiques, mais simplement celluleuses et assez denses. Elles se comportent cependant comme les aponévroses; et les abcès de cette région fusent dans le médiastin, en suivant le tissu qui entoure la trachée et les bronches.

Le pharynx glisse sur l'aponévrose prévertébrale au moyen d'un tissu cellulaire lâche, dans lequel se développent les abcès rétro-pharyngiens.

ARTICLE III.

MUSCLES EXTÉRIEURS DU TRONC.

Muscles de la région thoracique antérieure,
Muscles de la région thoracique latérale,
Muscles de la paroi abdominale,
Muscles du dos et de la nuque.

§ 1. — Muscles de la région thoracique antérieure.

Dissection. — Placez le dos du sujet sur un billot, écartez le bras du tronc et faites deux incisions, l'une verticale et médiane, étendue d'une extrémité à l'autre du sternum, l'autre horizontale, allant du milieu de la première au creux axillaire. — Dans cette dissection on met à nu d'abord la face antérieure du grand pectoral, on constate l'entrecroisement de ce muscle avec celui du côté opposé sur la ligne médiane et avec le grand oblique de l'abdomen à la partie inférieure du thorax. Chez la femme, on voit la glande mammaire séparée de ce muscle par une bourse séreuse. En disséquant vers le tendon du muscle, il faut avoir soin : 1° de ménager l'artère acromio-thoracique et la veine céphalique situées dans l'interstice celluleux qui sépare le grand pectoral du bord antérieur du deltoïde; 2° de conserver les insertions que le deltoïde prend fréquemment sur le tendon du grand pectoral. Les rapports superficiels du grand pectoral étant connus, on procède à sa section par une ligne verticale. On rejette en dehors la partie externe et l'on a préparé par cette seule incision le petit pectoral, muscle triangulaire à sommet supérieur. La division du grand pectoral permet encore d'étudier le muscle sous-clavier, petit faisceau situé entre la clavicule et la première côte, et les vaisseaux et nerfs qui se distribuent à tous ces muscles. Il est bon cependant de détacher une portion des insertions claviculaires du grand pectoral. Le petit pectoral étant connu dans ses insertions et dans ses rapports superficiels, on l'incise de la même manière et l'on met à nu le creux axillaire dont le contenu était en rapport avec les deux pectoraux. (Voy. *Creux axillaire.*)

I. — Grand pectoral.

Muscle large, épais, triangulaire, situé à la partie antérieure et supérieure du thorax.

Insertions fixes. — 1° Aux deux tiers internes du bord antérieur de la clavicule ; 2° à toute l'étendue de la face antérieure du sternum où ses fibres tendineuses s'entrecroisent avec celles du côté opposé ; 3° à la face antérieure des six premiers cartilages costaux ; 4° à la face externe de la septième côte ; 5° à la ligne blanche abdominale par un petit faisceau. De là ses fibres convergent en dehors vers un tendon mince et aplati, analogue à celui du grand dorsal.

Insertions mobiles. — A la lèvre antérieure de la coulisse bicipitale.

Rapports. — 1° Recouvert dans presque toute son étendue par l'aponévrose et par la peau, en haut par le peaucier, en bas par la glande mammaire dont il est séparé, selon M. Chassaignac, par une bourse séreuse, en dehors au niveau de son tendon par le deltoïde et par la veine céphalique et l'artère acromio-thoracique qui sont situées dans l'espace celluleux qui sépare ces deux muscles en avant.

2° Il recouvre le petit pectoral, le sous-clavier, la partie antérieure du grand dentelé, les côtes et les intercostaux. Il forme la paroi antérieure du creux de l'aisselle, et là il recouvre les deux portions du biceps et le coraco-brachial, les vaisseaux axillaires et les nerfs du plèxus brachial.

Structure. — Ce muscle est divisé en deux portions par une ligne celluleuse correspondant à l'articulation des deux premières pièces du sternum. La portion supérieure ou claviculaire se dirige en bas, passe au-devant des fibres inférieures, et va former la partie inférieure du tendon. La portion inférieure ou thoracique se dirige en haut, contourne les fibres supérieures en passant par derrière et va former la partie supérieure du tendon.

Action. — Il porte l'humérus en avant et en dedans ; il est un peu rotateur de l'humérus en dedans. Si le bras est élevé, il abaisse l'humérus. Si l'humérus est fixé et élevé, il est inspirateur ; s'il est fixé et abaissé, il est expirateur, selon MM. Longet, Beau et Messiat.

II. — Petit pectoral.

Petit muscle triangulaire, aplati, situé au-dessous du précédent.

Insertions. — 1° En haut, au bord antérieur de l'apophyse coracoïde ; 2° en bas, à la face externe et au bord supérieur des troisième, quatrième et cinquième côtes.

Rapports. — 1° Il est recouvert par le grand pectoral, et à son sommet par le deltoïde ; 2° il recouvre les côtes, les muscles intercostaux, le grand dentelé, et il forme avec le grand pectoral la paroi antérieure du creux de l'aisselle.

Action. — Si l'épaule est fixée, il est inspirateur ; si les côtes sont fixes, il abaisse le moignon de l'épaule.

III. — Sous-clavier.

Petit muscle triangulaire allongé, situé au-dessous de la clavicule.

Insertions. — En bas, il s'insère par un tendon au bord supérieur de la première côte ; de là il se dirige en haut et en dehors pour s'insérer à la gouttière sous-clavière.

Rapports. — Recouvert par le grand pectoral, il recouvre la veine et l'artère sous-clavière.

Action. — Il abaisse la clavicule, et il ne peut, dans aucun cas, soulever la première côte.

§ 2. — Aponévroses de la région thoracique antérieure.

Ces aponévroses doivent être préparées en même temps que les muscles de cette région. On en trouve deux. La plus superficielle forme au grand pectoral une gaîne cellulo-fibreuse ; elle envoie des prolongements dans son épaisseur. Elle se comporte d'une manière toute spéciale à la partie externe du muscle. 1° Elle glisse de la face antérieure du grand pectoral sur le bord inférieur qui borde le creux de l'aisselle; elle se contourne pour se porter sur le bord inférieur du grand dorsal en fermant la cavité; 2° elle se continue en dehors avec l'aponévrose du muscle deltoïde. — L'aponévrose profonde est importante à connaître pour le chirurgien. Elle s'insère en haut sur la face inférieure de la clavicule, où elle se dédouble pour former au sous-clavier une gaîne fibreuse résistante. De là elle descend verticalement et embrasse, en se dédoublant de nouveau, le petit pectoral. Elle continue sa marche descendante et vient se fixer à l'aponévrose citée plus haut et qui forme le creux de l'aisselle. Elle se fixe en dehors sur l'apophyse coracoïde et sur le biceps. Ce feuillet aponévrotique est appliqué à la face postérieure du grand pectoral. C'est lui qui détermine la concavité de la base de l'aisselle par son adhérence à l'aponévrose tendue entre le grand pectoral et le grand dorsal. C'est lui encore qui augmente la concavité du creux de l'aisselle, quand on élève le moignon de l'épaule. C'est pour ces raisons que Gerdy appelait *ligament suspenseur de l'aisselle* la portion de cette aponévrose située au-dessous du petit pectoral.

§ 3. — Muscles de la région thoracique latérale.

Dissection. — Pour préparer les muscles de cette région, il suffit, après avoir incisé les muscles pectoraux comme nous l'avons indiqué plus haut, et scié la clavicule à sa partie moyenne, de rejeter en arrière le membre supérieur et par conséquent le moignon de l'épaule. Il faut aussi, pour ne point être gêné dans cette manœuvre, couper les vaisseaux et nerfs du creux de l'aisselle au moment où ils abandonnent la paroi thoracique. Cela fait, on enlève les insertions costales, claviculaires et sternales des pectoraux et l'on sépare la peau en descendant sur la partie inférieure du thorax. La face externe du grand dentelé est préparée par ce procédé; on voit ainsi d'un seul coup d'œil sa forme, son étendue, ses digitations antérieures, ses insertions postérieures à l'omoplate. On voit ses rapports avec le creux axillaire dont il forme la paroi interne, avec les parois antérieure et postérieure de cette cavité qui s'écartent en glissant, l'une au-devant du thorax, l'autre en arrière. Les intercostaux seront préparés en incisant le muscle grand dentelé verticalement près de son insertion à l'omoplate, et en rejetant en avant et en arrière les deux portions de ce muscle. Pour étudier les intercostaux internes, il faut enlever le poumon et décoller la plèvre pariétale qui tapisse les côtes et qui se laisse facilement enlever. Cette préparation permet de voir les muscles sous-costaux. On peut encore préparer les intercostaux internes, en enlevant avec précaution les intercostaux externes et les vaisseaux et nerfs qui sont sous-jacents.

I. — Intercostaux.

Au nombre de deux pour chaque espace, ces muscles sont divisés en interne et externe.

Ces deux muscles remplissent, en se réunissant, l'espace intercostal correspondant; mais chaque muscle isolé est un peu plus court que l'espace. En effet, le muscle interne s'étend de l'angle des côtes au sternum, tandis que l'externe se porte de la colonne vertébrale aux articulations des côtes avec leur cartilage.

1° Le *muscle intercostal interne*, étendu de l'angle des côtes au sternum, est formé de fibres dirigées de haut en bas et d'avant en arrière. Il s'insère en haut à la lèvre interne de la gouttière costale sur la face interne de la côte, et en bas au bord supérieur de la côte qui est au-dessous.

2° Le *muscle intercostal externe*, étendu de la colonne aux cartilages costaux, est formé de fibres dirigées de haut en bas et d'arrière en avant. Il s'insère en haut à la lèvre externe de la gouttière costale qui forme le bord inférieur de la côte, et en bas, au bord supérieur de la côte qui est au-dessous.

Rapports. — L'interne est en rapport en dedans avec la plèvre, l'externe est recouvert par les grands muscles qui entourent le thorax. Entre les deux muscles et la gouttière costale, il existe un canal prismatique et triangulaire dans lequel on trouve de haut en bas la veine intercostale, l'artère intercostale, le nerf intercostal. Une aponévrose mince fait suite à l'intercostal externe qu'elle prolonge jusqu'au sternum. Une autre semblable fait suite à l'intercostal interne qu'elle prolonge jusqu'à la colonne.

Action. — D'après MM. Longet, Beau et Maissiat, ces muscles sont expirateurs, et ne se contractent que dans les expirations forcées.

II. — Sous-costaux.

Variables en nombre et en volume, ces muscles ne sont autre chose que des languettes musculaires qui passent en dedans des côtes d'un muscle intercostal interne au muscle intercostal voisin.

III. — Sur-costaux.

Muscles triangulaires, petits, au nombre de douze, situés en arrière du thorax. Ils s'insèrent par leur base sur le bord supérieur de la côte entre la tête et la tubérosité, et en haut par leur sommet à l'apophyse transverse de la vertèbre qui est au-dessus. Le premier s'insère à la septième vertèbre cervicale et à la première côte.

Action. — Ils élèvent les côtes.

IV. — GRAND DENTELÉ.

Muscle large, quadrilatère, appliqué sur les parties latérales du thorax.

Insertions — Il s'insère : 1° à l'omoplate, à l'interstice du bord spinal dans toute son étendue, et par deux faisceaux à la surface triangulaire située en avant des angles supérieur et inférieur de cet os ; 2° aux dix premières côtes par autant de digitations.

Direction des fibres et division. — La portion du grand dentelé qui naît de la facette antérieure de l'angle supérieur constitue la *portion supérieure*, celle qui naît le long du bord spinal forme la *portion moyenne*. La *portion inférieure* correspond aux faisceaux musculaires qui partent de la facette antérieure de l'angle inférieur.

La portion supérieure, la plus étroite de toutes, se porte en bas, en dedans et en avant, pour s'insérer sur les deux premières côtes. La portion moyenne, large, se porte en haut, en dedans et en avant, pour s'insérer par trois digitations sur les troisième, quatrième et cinquième côtes. La portion inférieure se dirige comme la première en bas, en avant et en dedans, pour s'insérer sur les cinq côtes suivantes par autant de digitations qui s'entrecroisent avec celles du muscle grand oblique.

Rapports. — 1° Il est recouvert dans ses deux tiers inférieurs par la peau, en haut et en arrière par le sous-scapulaire, en haut et en avant par le grand et le petit pectoral ; en haut et au milieu, où il constitue la paroi interne du creux axillaire, il est recouvert par les nerfs du plexus brachial et les vaisseaux axillaires. Toutes ces parties en sont séparées par une grande quantité de tissu cellulaire.

2° Il recouvre les côtes et les intercostaux externes.

Action. — Il porte l'omoplate en avant et abaisse légèrement le moignon de l'épaule. Il applique l'omoplate contre le thorax, aussi, lorsqu'il est paralysé, voit-on le bord spinal soulever la peau et former une saillie considérable. Quand l'omoplate est fixé, ce muscle est inspirateur.

Si l'on considère les trois portions de ce muscle se contractant isolément, on verra que la portion supérieure abaisse le moignon de l'épaule, tandis que ses portions moyenne et inférieure l'élèvent. L'omoplate étant fixé, le grand dentelé devient inspirateur par ses portions supérieure et inférieure, tandis qu'il devient expirateur par sa portion moyenne dont les fibres se dirigent en sens inverse des autres.

§ 4. — Muscles de l'abdomen (1).

Deux longs....	Droit de l'abdomen.
	Pyramidal.
Trois larges....	Grand oblique.
	Petit oblique.
	Transverse.

Dissection. — Placez un billot sous les lombes du sujet, et insufflez l'abdomen, soit par le tube digestif, soit avec un tube mince que l'on introduit par une petite ouverture faite sur la ligne médiane avec précaution pour ne pas pénétrer dans l'intestin. Faites ensuite une ligature à la peau au niveau de cette ouverture. Pratiquez ensuite deux incisions, l'une verticale, étendue de l'appendice xiphoïde à la symphyse pubienne, l'autre horizontale, allant du milieu de la première jusqu'à la colonne vertébrale; disséquez ensuite les deux lambeaux. Le grand oblique étant étudié, pratiquez sur ce muscle une incision verticale et renversez les deux moitiés du muscle. On reconnaît le petit oblique sous-jacent à la direction de ses fibres en sens inverse de celles du grand oblique. On procède de même pour étudier le muscle transverse, le plus profondément situé. Il ne faut pas inciser le transverse, afin de mieux étudier le muscle droit, qui est situé sur les côtés de la ligne médiane. On peut étudier ce muscle, soit en suivant les feuillets aponévrotiques qui partent des trois muscles larges déjà disséqués, soit en incisant directement les aponévroses qui recouvrent le muscle droit. On voit alors les intersections fibreuses de ce muscle, les anastomoses de l'artère épigastrique et de l'artère mammaire interne dans sa gaîne et l'absence de gaîne fibreuse à sa partie inférieure et postérieure. Une grande patience et une dissection minutieuse sont nécessaires pour l'étude des aponévroses de cette région. Il est bon, avant de les disséquer, de les étudier complétement, car il nous paraît absolument impossible d'y rien voir, si l'on ne connaît pas préalablement la région. Voilà un exemple, et pour le périnée ceci est bien plus frappant, de l'avantage qu'on peut retirer de l'étude préalable de l'anatomie clastique de M. Auzoux, qui a préparé ces régions avec un soin tout particulier. Une coupe transversale bien faite au niveau des vertèbres lombaires montre les trois aponévroses du transverse qui se fixent sur la colonne et leurs rapports avec le carré des lombes et les muscles spinaux. Faite au niveau de l'ombilic, cette coupe montre les rapports du muscle droit de l'abdomen avec ses aponévroses.

I. — Droit de l'abdomen.

Situé de chaque côté de la ligne blanche, ce muscle a la forme d'une bande étendue verticalement de la poitrine au bassin.

(1) Voyez au musée Orfila les préparations de MM. Cruveilhier, Ch. Périer, Labbé, et les préparations de Thompson, armoires 41 et 42.

Insertions. — 1° En haut, il s'insère au bord inférieur et à la face antérieure des cinquième, sixième et septième cartilages costaux et par quelques fibres, sur les côtés de la face antérieure du sternum.

2° En bas, par un tendon court et aplati à la lèvre postérieure de l'espace qui sépare l'angle du pubis de l'épine pubienne (important).

Rapports. — Dans les quatre cinquièmes supérieurs, ce muscle est contenu dans une gaîne fibreuse que lui forme l'aponévrose du muscle petit oblique. Dans le cinquième inférieur, ce muscle est en rapport, en avant, avec l'aponévrose du muscle transverse, et en arrière, avec le péritoine dont il est séparé par du tissu cellulaire et les vaisseaux épigastriques. C'est dans l'intérieur de la gaîne fibreuse de ce muscle que s'anastomosent l'artère épigastrique et l'artère mammaire interne.

Structure. — Ce muscle est formé de fibres verticales interrompues par trois ou quatre intersections aponévrotiques en forme de zigzags, au niveau desquelles la gaîne fibreuse contracte une adhérence plus intime.

Action. — Il comprime les viscères abdominaux, et selon qu'il prend son point fixe en haut ou en bas, il incline la poitrine sur le bassin ou le bassin sur la poitrine.

II. — Pyramidal.

Petit muscle dont l'existence n'est pas constante, situé à la partie inférieure de la paroi abdominale. Il s'insère en bas, sur le pubis, immédiatement en avant du muscle droit, s'accole à la face antérieure de ce muscle, et se termine en pointe par un petit tendon qui va s'insérer sur la ligne blanche, au-dessous de l'ombilic à une distance variable. Il est recouvert par la paroi antérieure de la gaîne du muscle droit.

III. — Grand oblique.

Le plus externe des muscles larges. Aplati, musculeux en haut et en arrière, aponévrotique en bas et en avant.

Insertions. — 1° D'une part, il s'insère à la face externe et au bord inférieur des sept ou huit dernières côtes par autant de digitations qui s'entrecroisent avec celles du muscle grand dorsal et du muscle grand dentelé.

De là ses fibres se dirigent en bas en s'irradiant ; les supérieures sont horizontales, les inférieures verticales, les moyennes obliques.

2° D'autre part, il s'insère à toute l'étendue de la ligne blanche, à l'angle et à l'épine du pubis, au bord antérieur de l'arcade fémorale et aux deux tiers antérieurs de la lèvre externe de la crête iliaque.

L'insertion de ce muscle au pubis et à l'arcade fémorale présente quelques particularités. On remarque en effet que l'insertion des fibres aponévrotiques du grand oblique se fait par plusieurs faisceaux entre lesquels se trouvent des ouvertures qui laissent passer certains organes. 1° Au niveau du pubis, un faisceau de ce muscle s'insère à l'angle du pubis. Il est connu sous le nom de *pilier interne* de l'anneau inguinal; un second faisceau s'insère à l'épine du pubis, c'est le *pilier externe* de l'anneau inguinal. L'anneau inguinal est l'ouverture limitée par ces deux faisceaux. En dedans du pilier interne, il existe un autre faisceau qui va s'insérer sur le pubis, du côté opposé, immédiatement au devant du tendon du muscle droit. Ce faisceau, connu sous le nom de *ligament de Colles* ou de *pilier postérieur* de l'anneau inguinal, situé derrière le pilier interne du côté opposé, s'amincit peu à peu en se rapprochant de l'épine. 2° Au niveau de l'arcade fémorale, les fibres aponévrotiques du muscle grand oblique, ne font que s'accoler au bord antérieur de cette arcade. Celles de la moitié externe vont ensuite s'insérer sur l'aponévrose du muscle psoas, avec laquelle elles se confondent. Celles de la moitié interne glissent au-dessous de l'arcade et se réunissent pour former deux faisceaux, l'un interne ou *ligament de Gimbernat*, qui s'insère sur la crête pectinéale, l'autre externe, *bandelette ilio-pectinée*, qui s'insère sur l'éminence ilio-pectinée. Entre ces deux faisceaux, l'arcade fémorale et le pubis, se trouve une ouverture connue sous le nom d'*orifice supérieur de la gaine des vaisseaux fémoraux*. On voit, d'après ce qui précède, que l'arcade fémorale n'est pas le vrai point d'insertion de l'aponévrose du muscle grand oblique. Son vrai point d'insertion est constitué par le bord antérieur de l'os coxal; mais toutes ses fibres ne peuvent pas s'insérer sur cet os, à cause de la présence du muscle psoas iliaque en dehors, des vaisseaux fémoraux au milieu et du cordon spermatique en dedans. C'est pour cette raison qu'on les voit se grouper et former quatre faisceaux : la bandelette ilio-pectinée, le ligament de Gimbernat, le pilier interne et le pilier externe du canal inguinal.

Rapports. — Ce muscle, recouvert par la peau, recouvre le petit oblique dans toute son étendue.

Action. — Il comprime les viscères de l'abdomen.

IV. — Petit oblique.

Large, mince et aplati, situé au-dessous du précédent.

Inscriptions. — D'une part, il s'insère : 1° aux apophyses épineuses des deux dernières vertèbres lombaires et à la partie postérieure de la crête iliaque par un feuillet aponévrotique ; 2° aux deux tiers antérieurs de l'interstice de la crête iliaque ; 3° au tiers externe de la face supérieure de l'arcade fémorale.

De là ses fibres se portent en haut et en dedans en s'irradiant en sens inverse de celles du grand oblique ; les postérieures se dirigent verticalement en haut, les moyennes obliquement en haut et en dedans et les antérieures horizontalement vers la ligne médiane.

D'autre part, ce muscle s'insère : 1° au bord inférieur des quatre derniers cartilages costaux ; 2° à la ligne blanche dans toute son étendue ; 3° au pubis ; 4° sur la tunique fibreuse des bourses où il concourt à la formation du muscle crémaster.

Rapports. — Recouvert par le muscle grand oblique dans toute son étendue, il recouvre le muscle transverse. Au niveau du muscle droit de l'abdomen, son aponévrose se dédouble en deux feuillets qui embrassent ce muscle et qui lui forment une gaîne fibreuse. Dans le cinquième inférieur de la paroi abdominale, ce dédoublement n'existe pas et le muscle droit est dépourvu de gaîne fibreuse à sa face postérieure.

Action. — Il comprime les viscères abdominaux.

V. — Transverse.

Ce muscle, le plus large de tous, occupe les parties latérales, antérieure et postérieure de l'abdomen.

Insertions. — D'une part, ce muscle s'insère : 1° à la face interne des six ou sept dernières côtes par autant de digitations qui s'entrecroisent avec celles du muscle diaphragme ; 2° à la colonne vertébrale par trois feuillets aponévrotiques. L'antérieur sépare le muscle carré des lombes du muscle psoas et du rein et s'insère à la base des apophyses transverses des vertèbres lombaires. Son bord supérieur épaissi constitue le ligament cintré du muscle diaphragme. Le feuillet moyen se place entre le muscle carré des lombes et les muscles spinaux et s'insère au sommet des apophyses transverses des vertèbres lombaires. Le feuillet postérieur s'attache au sommet des apophyses épineuses des mêmes vertèbres, en concourant à former l'aponévrose lombaire. 3° Aux trois quarts antérieurs de la crête iliaque et au tiers externe de la face supérieure de l'arcade fémorale.

De là les fibres se dirigent transversalement vers la ligne blanche, les inférieures sont obliques en bas et en dedans.

D'autre part, il s'insère à toute l'étendue de la ligne blanche abdominale et à la tunique fibreuse des bourses par quelques fibres qui descendent le long de l'arcade, sortent par l'anneau inguinal, pour concourir à la formation du muscle crémaster.

Rapports. — Recouvert par le petit oblique, le muscle transverse recouvre le péritoine dont il est séparé par le fascia transversalis. Au niveau du muscle droit, son aponévrose passe derrière ce muscle dans ses quatre cinquièmes supérieurs et au-devant de lui dans son cinquième inférieur. Au niveau de son insertion à la colonne vertébrale, ses trois feuillets forment deux gaînes pour le carré des lombes et pour les muscles spinaux. De plus, le feuillet antérieur est en rapport en avant avec le rein et le muscle psoas, le feuillet postérieur est en rapport en arrière avec les aponévroses des muscles petit oblique, petit dentelé inférieur et grand dorsal, dont les feuillets superposés constituent l'aponévrose lombaire.

Action. — Il comprime les viscères abdominaux.

§ 5. — Aponévroses de la région abdominale antérieure.

On donne ce nom à la portion aponévrotique des muscles larges de l'abdomen. Il faut bien remarquer ici que ces muscles ont une forme aplatie de même que leurs tendons. Ils sont enveloppés d'une couche celluleuse appelée *aponévrose d'enveloppe* par opposition à l'*aponévrose d'insertion*, qui représente le tendon aplati. Les aponévroses d'insertion des trois muscles larges s'entrecroisent sur la ligne médiane, pour former la ligne blanche.

Si l'on considère la ligne blanche comme point de départ, on voit que de chaque côté partent quatre feuillets aponévrotiques dont deux passent en avant du muscle droit : c'est l'aponévrose du muscle grand oblique doublée du feuillet antérieur de celle du petit oblique. Les deux autres passent derrière le muscle droit, c'est l'aponévrose du transverse doublée du feuillet postérieur du petit oblique. Cette disposition n'existe pas à la partie inférieure de la paroi abdominale. Là le petit oblique n'est pas dédoublé et tous les muscles passent devant le muscle droit.

A l'étude des aponévroses de cette région se rapportent celle de la *ligne blanche*, de l'*ombilic*, de l'*arcade fémorale*, du *fascia transversalis* et du *canal inguinal*.

I. — Ligne blanche.

Raphé fibreux formé par l'entrecroisement des aponévroses des muscles larges de l'abdomen. Elle s'insère en haut à l'appendice xiphoïde et en bas à la symphyse pubienne.

Sa largeur est déterminée par l'espace qui sépare les deux muscles droits. Elle est presque linéaire dans le tiers inférieur où les muscles droits sont très-rapprochés, large de deux ou trois centimètres en haut. Dans une foule de points, la ligne blanche présente de petits orifices losangiques qui donnent passage à des vaisseaux et à des nerfs. Parmi ces orifices, le plus remarquable est constitué par l'anneau ombilical.

II. — Ombilic.

L'ombilic ou anneau ombilical est situé sur la ligne blanche, à l'union du tiers inférieur et des deux tiers supérieurs.

1° **De l'ombilic chez l'adulte.** — Selon qu'on l'examine par sa face postérieure ou sa face antérieure, il a une forme différente : 1° par devant, il a la forme d'un losange dont les quatre côtés sont formés par les faisceaux aponévrotiques entrecroisés des muscles de l'abdomen ; 2° par derrière, l'ombilic a la forme d'une boutonnière dirigée transversalement et formée de deux lèvres courbes qui se regardent par leur concavité. Le pourtour de l'ombilic est complétement fibreux.

Rapports. — La peau de cette région est rétractée, forme des plis et une dépression profonde ; le tissu cellulaire sous-cutané s'amincit et devient très-dense à ce niveau, il adhère intimement à la peau et au pourtour fibreux de l'ombilic, de sorte que dans cette région la peau est très-peu mobile. Sur la face postérieure de l'ombilic, on constate aussi une adhérence considérable du péritoine.

Chez les sujets bien musclés et chez l'homme surtout, M. Richet a décrit et figuré une lamelle fibreuse connue sous le nom de *fascia umbilicalis*. Cette lamelle, triangulaire, a une face postérieure couverte par le péritoine, une face antérieure séparée de la ligne blanche par un espace rempli de graisse, deux bords latéraux qui s'insèrent sur la face postérieure de la gaîne fibreuse du muscle droit, une base qui se perd insensiblement à quatre ou cinq centimètres au-dessus de l'ombilic et un sommet qui correspond à la partie inférieure de l'anneau ombilical.

Ce que l'on trouve dans l'anneau ombilical chez l'adulte. — L'ombilic est divisé en deux parties bien distinctes. La moitié inférieure est fermée par un tissu de cicatrice qui réunit entre eux l'ouraque et les cordons fibreux qui remplacent les artères ombilicales. La moitié supérieure contient la veine ombilicale et une certaine quantité de tissu graisseux qui communique en avant avec le tissu graisseux sous-cutané et en arrière avec l'espace situé entre la ligne blanche et le fascia umbilicalis. Cet espace, désigné par M. Richet sous le nom de *gouttière ombilicale*, renferme la veine ombilicale, qui se porte vers le foie. Ce savant chirurgien fait remarquer l'analogie qui existe entre la gouttière ombilicale et le canal inguinal, de même qu'entre la moitié supérieure de l'anneau ombilical et l'anneau inguinal. On voit en effet, comme dans le canal inguinal, les hernies suivre le trajet de la gouttière ombilicale et faire saillie sous la peau en déplaçant le peloton graisseux qui obture l'ombilic.

2° **De l'ombilic chez le fœtus.** — Chez le fœtus, il existe au pourtour de l'anneau ombilical du côté du péritoine, un relief rougeâtre composé de fibres musculaires lisses et de fibres élastiques auquel M. Richet a donné le nom de *sphincter ombilical*. A cet âge l'ombilic n'est pas déprimé, il est large et arrondi. La veine ombilicale, les artères ombilicales et l'ouraque le traversent et le ferment complétement. Ce n'est que par suite du développement que se montre le tissu graisseux qu'on y trouve chez l'adulte.

Modifications de l'ombilic à la naissance. — A la naissance, le sphincter ombilical se contracte, exerce une constriction sur les vaisseaux qui traversent l'ombilic, et, agissant à la manière d'un fil à ligature, détermine la chute du cordon.

Les artères ombilicales et la veine ombilicale oblitérées se transforment en cordons fibreux qui font l'office de ligaments. Ces cordons sont au nombre de quatre; trois se portent en bas sur la vessie, ce sont les artères ombilicales et l'ouraque, un seul se porte en haut vers le foie, c'est la veine ombilicale. A mesure que l'enfant se développe, la cavité abdominale s'agrandit, le foie et le bassin s'écartent. En s'écartant, ils exercent sur l'ombilic une traction plus ou moins considérable au moyen des cordons fibreux; or, ces cordons étant au nombre de trois du côté du petit bassin, on comprend que l'anneau ombilical sera tiré vers le bassin avec une force bien plus considérable que celle qui tirera l'anneau en haut, où il n'existe qu'un seul cordon fibreux. Cette traction différente, exercée par ces cordons sur les deux moitiés de l'anneau ombilical, explique le relâchement de la partie supérieure qui se remplit de tissu graisseux et la résistance de la partie inférieure contre laquelle adhèrent l'ouraque et les artères ombilicales.

III. — Arcade fémorale.

Encore appelée *arcade crurale, ligament de Fallope, ligament de Poupart*, l'arcade fémorale est une bandelette fibreuse étendue obliquement de haut en bas et de dehors en dedans, et un peu d'arrière en avant. Sa forme est celle d'une gouttière à concavité supérieure. Elle décrit une légère courbe à convexité inférieure et elle présente deux extrémités, deux faces et deux bords.

Extrémité interne. — Elle s'insère sur l'épine du pubis en se confondant avec le pilier externe de l'anneau inguinal.

Extrémité externe. — Elle s'insère sur l'épine iliaque antérieure et supérieure.

Face supérieure. — En forme de gouttière, cette face dans le tiers externe donne insertion aux fibres des muscles petit oblique et transverse. Elle constitue dans ses deux tiers internes la paroi inférieure du canal inguinal.

Face inférieure. — La face inférieure convexe forme avec le bord antérieur de l'os coxal un espace triangulaire qui fait communiquer la cavité abdominale avec les parties profondes de la cuisse. Le muscle psoas iliaque passe dans la moitié externe de cet espace et adhère intimement à l'arcade fémorale. La moitié interne correspond à la bandelette ilio-pectinée et au ligament de Gimbernat, ainsi qu'à l'orifice supérieur de la gaîne des vaisseaux fémoraux placé entre la bandelette et le ligament. Au niveau de cet orifice, les vaisseaux fémoraux touchent l'arcade.

Bord antérieur. — Le bord antérieur donne attache à l'aponévrose du muscle grand oblique par sa lèvre supérieure, et à l'aponévrose fémorale par sa lèvre inférieure.

Bord postérieur. — Il donne insertion au fascia transversalis.

Structure. — L'arcade crurale est formée de deux parties: 1° la *portion directe, bandelette ilio-pubienne* de Thompson ou *arcade crurale superficielle* de M. Richet; 2° la *portion réfléchie, bandelette ilio-pectinéo-pubienne* de Thompson ou *arcade crurale profonde* de M. Richet.

1° *Portion directe.* — C'est un simple ligament qui s'insère par son extrémité externe à l'épine iliaque antérieure et supérieure, et par son extrémité interne à l'épine du pubis.

2° *Portion réfléchie.* — La portion réfléchie de l'arcade crurale est formée par la terminaison des fibres aponévrotiques du muscle grand oblique sur la portion directe. Ces fibres, comme nous l'avons déjà dit plus haut, contractent une adhérence intime avec le bord antérieur de l'arcade crurale, pour aller se terminer ensuite, les externes sur l'aponévrose du muscle psoas iliaque avec laquelle elles se confondent; les moyennes, sur l'éminence ilio-pectinée, par un faisceau appelé *bandelette ilio-pectinée*; les internes, sur la crête pectinéale, par un faisceau considérable appelé *ligament de Gimbernat*.

Bandelette ilio-pectinée. — Elle divise l'espace compris entre l'arcade crurale et l'os coxal en deux parties, l'une externe dans laquelle passent le muscle psoas iliaque et le nerf crural, l'autre interne qui constitue l'orifice supérieur de la gaîne des vaisseaux fémoraux ou *anneau crural* de quelques auteurs. Cette bandelette paraît s'insérer en haut sur le milieu de l'arcade fémorale et s'insère en bas sur l'éminence ilio-pectinée. Au premier aspect, on dirait qu'elle n'est autre chose qu'une portion épaissie de l'aponévrose du muscle psoas.

Ligament de Gimbernat. — Il constitue un faisceau fibreux de forme triangulaire situé à la partie la plus interne de l'espace compris entre l'arcade crurale et l'os coxal. Ce ligament présente :

1° Une *face inférieure* (qu'on est toujours tenté d'appeler antérieure, parce que l'on ne se rappelle pas assez l'inclinaison considérable du bassin sur la colonne vertébrale) en rapport avec du tissu cellulaire.

2° Une *face supérieure* qui regarde la cavité abdominale et qui est recouverte par le péritoine.

3° Un *bord antérieur* confondu avec le bord antérieur de l'arcade crurale.

4° Un *bord postérieur* qui s'insère sur la partie interne de la crête pectinéale. Au niveau de cette crête, le ligament de Gimbernat confond ses insertions avec le ligament de Colles, avec le bord supérieur de l'aponévrose pelvienne, avec l'aponévrose d'enveloppe du muscle pectiné et avec le feuillet profond de l'aponévrose fémorale pour former le *ligament pubien* de Cooper.

5° Un *bord externe* concave qui forme l'angle interne de l'anneau crural.

6° Un *sommet* qui répond à l'épine du pubis, au point d'insertion de l'arcade fémorale.

IV. — Fascia transversalis.

Entre le péritoine et le muscle transverse, il existe une couche celluleuse appelée *fascia propria.* A mesure qu'on se rapproche de la partie inférieure de la paroi abdominale, cette couche celluleuse s'épaissit et prend le nom à ce niveau de *fascia transversalis.* Le fascia transversalis se présente différemment selon les sujets. Chez les uns, il forme seulement une lamelle celluleuse; chez les autres, une couche fibreuse. Dans la majorité des cas, comme l'a fort bien fait observer M. Richet, il présente la disposition suivante : il est formé de deux lamelles, l'une fibreuse accolée à la face postérieure du muscle transverse, c'est le *fascia transversalis fibreux* de M. Richet, ou le *vrai fascia transversalis* de Thompson ; l'autre celluleuse, située entre la précédente et le péritoine, c'est le *fascia transversalis celluleux* de M. Richet ou le *fascia transversalis* de Thompson.

Le *fascia transversalis fibreux*, dont l'existence n'est pas constante est une lamelle triangulaire, fibreuse, résistante, formée de fibres verticales et horizontales entrecroisées.

Bord supérieur. — Il se confond insensiblement avec le fascia propria.

Bord interne. — Il s'insère sur le bord externe du muscle droit et, pour mieux dire, sur le bord externe de la gaîne fibreuse de ce muscle.

Bord externe ou inférieur. — Il s'insère sur le bord postérieur de l'arcade fémorale. (Selon Thompson, ce bord ne ferait que s'accoler à l'arcade. Sa moitié externe s'insérerait sur l'aponévrose du muscle psoas iliaque, tandis que sa moitié interne glisserait sous l'arcade pour aller tapisser la face profonde de la paroi antérieure de la gaîne des vaisseaux fémoraux.) La partie la plus interne de ce bord, au lieu de se terminer à l'arcade fémorale, se porte sur le pubis pour former sur l'anneau crural une lamelle fibreuse, qu'en 1817, M. Jules Cloquet décrivit sous le nom de *septum crurale.*

Face postérieure. — Elle est en rapport avec le fascia transversalis celluleux.

Face antérieure. — Elle est en rapport avec la partie inférieure du muscle transverse, et constitue la paroi postérieure du canal inguinal.

Le *fascia transversalis celluleux* est une couche celluleuse située entre le péritoine et le fascia transversalis fibreux. Elle n'a pas de limites précises comme la couche fibreuse. Elle se confond en haut avec le fascia propria. Elle passe derrière les muscles droits qu'elle sépare du péritoine. Elle se confond en bas et en dehors avec le tissu cellulaire sous-péritonéal de la fosse iliaque et du petit bassin. C'est cette couche celluleuse sous-péritonéale qui facilite le glissement du péritoine, lorsque celui-ci est entraîné dans la formation des hernies.

V. — Canal inguinal.

On donne ce nom impropre à un trajet oblique situé dans la région ilio-inguinale, immédiatement au-dessus de l'arcade crurale.

Pour l'intelligence de la description, nous croyons utile de dire en deux mots quelles sont les limites de la région *ilio-inguinale* et les diverses couches qui la constituent.

La région ilio-inguinale représente un triangle limité en bas par l'arcade crurale, en dedans par le bord externe du muscle droit de l'abdomen, et en haut, par une ligne étendue horizontalement de l'épine iliaque antérieure et supérieure au muscle droit. On y trouve d'avant en arrière : 1° la peau ; 2° le tissu cellulaire sous-cutané ; 3° l'aponévrose d'enveloppe du muscle grand oblique ; 4° l'aponévrose d'insertion du même muscle ; 5° la partie inférieure des muscles petit oblique et transverse ; 6° le fascia transversalis fibreux ; 7° le fascia transversalis celluleux ; 8° le péritoine. C'est entre ces diverses couches qu'est placé le canal inguinal.

Le canal inguinal suit la direction de l'arcade fémorale, c'est-à-dire qu'il se dirige en bas, en dedans et en avant. Selon MM. J. Cloquet et Richet, il est de quatre ou cinq millimètres plus long chez la femme que chez l'homme, sa longueur moyenne étant de cinq centimètres et demi mesurée au niveau de l'arcade crurale.

Ce canal présente à étudier deux orifices, trois parois et un contenu.

Orifice cutané. — Appelé encore *superficiel* ou *anneau inguinal*, cet orifice de forme ovalaire est situé au-dessus du corps du pubis, en avant du muscle droit. Son grand diamètre oblique en bas et en dedans a une longueur de deux centimètres et demi à trois centimètres. Il est limité en dedans par le *pilier interne* ou *supérieur*, dépendance du grand oblique qui s'insère par quelques fibres à l'angle du pubis, les autres fibres allant concourir à la formation du ligament antérieur de la symphyse du pubis. En dehors il est limité par le *pilier externe* ou *inférieur*, dépendance du grand oblique qui s'insère par quelques fibres à l'épine pubienne, les autres fibres s'entrecroisant au-devant de la symphyse pubienne avec celles du côté opposé. En bas, il est limité par l'espace qui sépare l'angle de l'épine du pubis et par le *ligament de Colles* ou *pilier postérieur*, qui s'y insère. En haut, il est limité par des fibres aponévrotiques minces, venues du grand oblique du côté opposé; ces fibres qui décrivent des courbes concaves en bas et en dedans sont désignées sous le nom de *fibres intercolonnaires* ou de *fibres en sautoir*. Elles préviennent l'écartement des deux piliers interne et externe.

Cet orifice est placé sous la peau. Il est traversé par les éléments du cordon spermatique. L'aponévrose d'enveloppe du muscle grand oblique se jette sur le cordon qu'elle accompagne jusqu'au fond des bourses où elle constitue la tunique celluleuse.

Orifice péritonéal. — Appelé aussi *profond*, il est situé sur le milieu d'une ligne qui irait directement de l'épine iliaque supérieure à l'épine pubienne, à deux centimètres au-dessus de l'arcade fémorale. On ne peut voir cet orifice qu'en renversant la paroi abdominale. Il n'existe pour ainsi dire pas. A son niveau, le péritoine est légèrement déprimé, mais ne présente pas d'ouverture. Il en est de même du fascia transversalis qui se prolonge cependant dans le canal pour envelopper les éléments du cordon spermatique. Cet orifice se reconnaît par les organes qui le traversent : artère et veines spermatiques, canal déférent, vaisseaux lymphatiques et nerfs. Il est limité en dedans et en bas par un faisceau fibreux en forme de croissant, dont la concavité regarde en dehors et en haut, et qui semble produit par le tiraillement qu'exerce sur lui le canal déférent. Chez quelques sujets, cet orifice est perméable et fait communiquer le péritoine avec la tunique vaginale.

Paroi antérieure. — Rigide, épaisse et résistante, elle est formée par l'aponévrose d'insertion du muscle grand oblique.

Paroi postérieure. — Plus ou moins résistante selon les sujets, cette paroi est constituée par le fascia transversalis fibreux, et au niveau de l'orifice cutané par la face antérieure du muscle droit.

Paroi inférieure. — Concave, étroite, cette paroi est formée par la face supérieure de l'arcade fémorale.

La paroi inférieure est intimement confondue avec l'antérieure et la postérieure; mais ces deux dernières ne se réunissent pas en haut; elles sont séparées par le bord inférieur des muscles petit oblique et transverse qui plonge dans l'intérieur du canal et qui sort par l'anneau inguinal avec les éléments du cordon pour concourir à la formation du muscle crémaster.

Contenu. — Ce sont les éléments du cordon spermatique ; on y trouve le canal déférent, l'artère spermatique, l'artère déférentielle d'Astley Cooper, les veines spermatiques, les vaisseaux lymphatiques, le plexus spermatique, le plexus déférentiel. Tous ces organes sont enveloppés immédiatement dans l'intérieur du canal par une couche fibreuse dépendante du fascia transversalis, et par-dessus elle par les fibres musculaires inférieures des muscles petit oblique et transverse. L'artère funiculaire, branche de l'épigastrique, et des filets des nerfs grand abdomino-génital et petit abdomino-génital, branches collatérales du plexus lombaire, se distribuent aux enveloppes du cordon.

Chez la femme, le canal inguinal renferme seulement le ligament rond ainsi qu'un prolongement du péritoine qui s'enfonce dans la grande lèvre et qu'on appelle canal de Nuck.

Rapports. — Le canal inguinal est recouvert par la peau en avant, et par le fascia transversalis celluleux et le péritoine en arrière. On trouve sur sa face postérieure l'artère épigastrique qui croise sa direction et qui sépare deux dépressions. L'une de ces dépressions, située en dehors de l'artère, correspond à l'orifice péritonéal du canal inguinal et porte le nom de *fossette inguinale externe*. L'autre, située en dedans de l'artère, correspond à l'orifice cutané et porte le nom de *fossette inguinale interne*. En bas, le canal inguinal est en rapport avec l'anneau crural, l'artère et la veine fémorale.

Développement. — Jusqu'au septième mois de la vie intra-utérine, le canal inguinal n'est qu'un trou, car à cette époque les deux orifices sont situés en face l'un de l'autre. A partir du septième mois, le testicule traverse cet orifice et entraîne le péritoine qui doit former plus tard la tunique vaginale. Le canal séreux inclus dans le canal inguinal, et qui fait communiquer le péritoine avec la tunique vaginale, est connu sous le nom de *canal vagino-péritonéal*. Les deux orifices du canal inguinal s'écartent par suite du développement du bassin et de la paroi abdominale, et à la naissance le canal de communication des deux séreuses s'oblitère dans la majorité des cas.

§ 6. — Muscles du dos et de la nuque.

1° Dos : 4 couches.	2° Nuque : 3 couches.
1° Trapèze.	1° Splénius.
2° Rhomboïde.	Angulaire de l'omoplate.
Grand dorsal.	2° Grand complexus.
3° Petit dentelé postérieur et supérieur.	Petit complexus.
Petit dentelé postérieur et inférieur.	Transversaire du cou.
4° Sacro-lombaire.	3° Grand droit postér. de la tête.
Long dorsal.	Petit droit postér. de la tête.
Transversaire épineux.	Grand oblique.
	Petit oblique.
	Interépineux.

Dissection et généralités. — Cette région, limitée en haut par la ligne courbe supérieure de l'occipital, en bas par la crête iliaque et le sommet du coccyx, sur les côtés par le bord externe du muscle grand dorsal inférieurement et celui du trapèze supérieurement, prend le nom de *nuque* à la partie supérieure, et de *dos* à la partie inférieure. Le dos et la nuque se confondent par les extrémités des muscles qui se portent d'une région à l'autre. On trouve de chaque côté de la ligne médiane dix muscles dans la nuque et huit dans le dos. Ils se superposent par couches, comme l'indique le tableau ci-dessus, dont l'étude facilitera singulièrement la connaissance des rapports qu'ils affectent entre eux. Ces couches sont désignées sous le nom de première, deuxième, troisième, en allant de la peau vers les os.

Placer un billot sous la poitrine du sujet. Faire trois incisions, une verticale étendue de la protubérance occipitale externe au coccyx, deux transversales, la supérieure allant de la septième vertèbre cervicale à l'acromion, l'inférieure du milieu de la colonne lombaire à la crête iliaque. Disséquer les trois lambeaux. Cette dissection est facile. A la nuque cependant il faut prendre quelques précautions, car là on trouve quelques fibres du trapèze adhérentes à la peau et difficiles à séparer. Les muscles sous-jacents se trouvent naturellement préparés, quand on enlève avec soin ceux qui les recouvrent immédiatement. Le grand dorsal présente quelques particularités au niveau du creux de l'aisselle (voy. région axillaire). A la nuque, le splénius glisse sous le sterno-clido-mastoïdien, qu'il faut soulever de bas en haut après l'avoir incisé.

1° Muscles du dos.

I. — Trapèze.

Muscle large, mince, triangulaire, situé sous la peau, en partie dans la nuque, en partie dans le dos.

Insertions fixes. — 1° Sur le tiers interne de la ligne courbe supérieure de l'occipital; 2° sur la protubérance occipitale externe; 3° sur le raphé médian cervical postérieur; 4° sur les apophyses épineuses des sixième et septième vertèbres cervicales; 5° sur celles des dix premières ou des douze vertèbres dorsales et sur les ligaments interépineux correspondants.

De ces divers points les fibres supérieures se dirigent en bas et en dehors, les inférieures en haut et en dehors, les moyennes transversalement.

Insertions mobiles. — 1° Au tiers externe du bord postérieur de la clavicule; 2° au bord interne de l'acromion qui lui fait suite; 3° à toute la lèvre supérieure et à l'interstice de la crête de l'omoplate, et par un gros faisceau à un tubercule qui termine cette crête près du bord spinal de l'os.

Rapports. — 1° Il est recouvert par la peau et l'aponévrose; 2° il recouvre à la nuque le grand complexus, le splénius et l'angulaire; au dos, le rhomboïde, le grand dorsal, le petit dentelé postérieur et supérieur; à l'épaule, le sus-épineux et le sous-épineux; 3° son bord externe et supérieur forme le côté externe du triangle sus-claviculaire.

Action. — Lorsque toutes les fibres se contractent, les épaules sont portées en arrière et rapprochées de la ligne médiane. Les fibres moyennes, se contractant isolément, produisent le même effet; les fibres supérieures, qui se rendent à la clavicule et à l'acromion, élèvent directement le moignon de l'épaule; les fibres inférieures, qui se portent au tubercule de la partie interne de l'épine de l'omoplate, élèvent le moignon de l'épaule, tout en abaissant le point sur lequel elles s'insèrent; car il faut se rappeler que l'omoplate tourne autour de la clavicule comme sur un pivot, et que toute puissance qui abaissera le corps de l'omoplate, tendra à élever le moignon de l'épaule, tandis que celui-ci sera abaissé lorsque le corps de l'omoplate s'élèvera.

Structure. — Charnu dans presque toute son étendue, ce muscle est aponévrotique: 1° à son extrémité inférieure, dans un petit espace triangulaire; 2° vers les deux dernières vertèbres cervicales et la première dorsale, où les deux muscles réunis constituent l'*ellipse aponévrotique* du trapèze; 3° dans un petit espace triangulaire, au niveau du point où ses fibres vont s'insérer sur le tubercule de l'épine de l'omoplate. Cette aponévrose est séparée par une bourse séreuse de la surface triangulaire qui réunit l'épine au bord interne et sur laquelle elle glisse.

II. — Grand dorsal.

Muscle large, triangulaire, mince en dedans, épais en dehors.

Insertions fixes. — 1° Aux apophyses épineuses des six dernières vertèbres dorsales et aux ligaments interépineux correspondants ; 2° aux apophyses épineuses des vertèbres lombaires ; 3° à la crête sacrée et au coccyx ; 4° à la partie postérieure de la lèvre externe de la crête iliaque ; 5° par trois ou quatre digitations à la face externe et au bord supérieur des trois ou quatre dernières côtes ; 6° quelquefois par un faisceau à l'angle inférieur de l'omoplate.

De ces divers points, les fibres supérieures transversales se dirigent en dehors, les inférieures verticales en haut, les moyennes obliques en haut et en dehors.

Insertion mobile. — Dans la profondeur de la coulisse bicipitale, par un large tendon aplati.

Rapports. — 1° Il est recouvert par la partie inférieure du trapèze et la peau ; 2° il recouvre le petit dentelé postérieur et inférieur, les muscles spinaux, les intercostaux externes, les côtes ; 3° au niveau de l'épaule, il recouvre d'abord la partie interne du grand rond, contourne ensuite le bord inférieur de ce muscle, et se place enfin sur sa face antérieure, du côté du creux de l'aisselle, au moment de son insertion. Ils constituent ensemble la paroi postérieure du creux axillaire. Son bord externe est saillant sous la peau à sa partie supérieure, tandis qu'en bas il entrecroise ses digitations avec celles du grand oblique de l'abdomen. 4° Lorsque le bras est pendant, le grand dorsal recouvre la partie inférieure de l'omoplate, du sous-épineux et du rhomboïde.

Action. — Il porte l'humérus en bas, en arrière et en dedans. C'est pour cela que quelques anatomistes anciens l'appelaient *scalptor ani*. Il est rotateur en dedans de l'humérus. Selon MM. Beau, Maissiat et Longet, ce muscle serait *expirateur* et non *inspirateur*, par les faisceaux qui s'insèrent aux côtes, et cette action n'aurait lieu que dans les expirations forcées, l'humérus étant fixé.

Structure. — Les fibres musculaires se contournent au moment où elles atteignent le grand rond, les inférieures passent au-devant des autres pour aller former la portion supérieure du tendon, tandis que sa partie inférieure est formée par les autres fibres qui passent derrière. Le tendon est mince et accolé à celui du grand rond dont il est quelquefois séparé par une petite bourse séreuse. L'insertion de ce muscle à la région lombaire, à la région sacrée et à la crête iliaque, se fait par l'intermédiaire de l'aponévrose lombaire, dont la description est placée à la fin de ce chapitre.

III. — Rhomboïde.

Losangique, aplati, situé à la partie supérieure du dos.

Insertions fixes. — A la partie inférieure du raphé médian cervical postérieur, aux apophyses épineuses des sixième et septième vertèbres cervicales, et à celles des cinq ou six premières dorsales. De là ses fibres parallèles se portent en bas en dehors.

Insertion mobile. — Sur un ligament étendu le long du bord interne de l'omoplate, dans toute la partie située au-dessous de l'épine.

Rapports. — 1° Il est recouvert par le trapèze et quelquefois à sa partie inférieure par le grand dorsal ; 2° il recouvre le petit dentelé postérieur et supérieur, la partie inférieure du splénius, les muscles spinaux, et lorsque l'omoplate s'éloigne de l'axe du tronc, les côtes et les intercostaux externes.

Action. — Il porte en haut l'angle inférieur de l'omoplate et abaisse le moignon de l'épaule.

Souvent les faisceaux supérieurs du muscle qui viennent du raphé médian et des deux dernières vertèbres cervicales sont séparés du reste du muscle par une ligne celluleuse et désignés sous le nom de muscle *petit rhomboïde*.

IV. — Petit dentelé postérieur et supérieur.

Petit muscle quadrilatère, situé sous le rhomboïde à la partie supérieure du dos, mince et aponévrotique en dedans, charnu en dehors.

Insertions fixes. — A la partie inférieure du raphé médian cervical postérieur, aux apophyses épineuses des sixième et septième vertèbres cervicales et des trois premières dorsales. De là ses fibres se dirigent parallèlement en bas et en dehors.

Insertions mobiles. — A la face externe et au bord supérieur des deuxième, troisième, quatrième et quelquefois cinquième côtes.

Rapports. — 1° Recouvert par le rhomboïde et le trapèze, et lorsque l'omoplate est rapprochée de la ligne médiane, par le grand dentelé; 2° il recouvre le splénius, les muscles spinaux, les intercostaux externes et les côtes.

Action. — Pour quelques physiologistes, il est inspirateur. Pour MM. Beau, Maissiat et Longet, il agit dans les mouvements d'extension du cou sur le thorax et dans les mouvements d'équilibration latérale de la colonne vertébrale; selon eux, il n'agit nullement dans la respiration.

V. — Petit dentelé postérieur et inférieur.

Petit muscle quadrilatère analogue au précédent, aponévrotique en dedans, charnu en dehors, situé à la partie inférieure du tronc.

Insertions fixes. — Aux apophyses épineuses des deux dernières vertèbres dorsales et des trois premières lombaires et aux ligaments interépineux correspondants. De là ses fibres se portent parallèlement en haut et en dehors.

Insertions mobiles. — A la face externe et au bord inférieur des quatre dernières côtes par autant de digitations.

Rapports. — 1° Recouvert par le grand dorsal; 2° il recouvre les muscles spinaux, les côtes et les intercostaux externes.

Action. — Il est expirateur.

Aponévrose intermédiaire aux deux dentelés. — Cette aponévrose, que je décris ici à cause de ses usages, est quadrilatère. Elle est formée de fibres verticales minces et entrecroisées. Elle s'insère en bas au bord supérieur du petit dentelé inférieur; en haut, elle glisse sous le petit dentelé supérieur pour recouvrir le muscle splénius sur lequel elle se perd. En dedans, elle s'insère aux apophyses épineuses des vertèbres dorsales et au ligament interépineux correspondant. En dehors, elle prend insertion sur l'angle des côtes. Cette aponévrose complète en partie la gaîne ostéofibreuse, dans laquelle sont contenus les muscles spinaux. Elle est destinée à offrir une certaine résistance à ces muscles lorsqu'ils se contractent.

MUSCLES SPINAUX.

Au nombre de trois, ces muscles sont constitués de dehors en dedans par le *sacro-lombaire*, le *long dorsal* et le *transversaire épineux*. Ils s'étendent de la partie inférieure à la partie supérieure du tronc. Ils constituent la couche profonde du dos, et sont par conséquent appliqués sur les os. Confondus en bas en un seul tronc connu sous le nom de *masse commune*, ces trois muscles se séparent en haut et présentent des insertions distinctes. On voit donc que les noms sacro-lombaire, long dorsal et transversaire épineux ne s'appliquent qu'aux divisions supérieures de la masse commune.

Pour comprendre les nombreuses insertions de ces muscles, il suffit de se rappeler la disposition des apophyses épineuses et des apophyses transverses des vertèbres et la situation de l'angle des côtes.

Insertions. — Sous le nom de masse commune, ces muscles s'insèrent en bas sur la face postérieure du sacrum, sur les épines lombaires et sacrées, à la partie postérieure de la crête iliaque et à la tubérosité iliaque, enfin à la face antérieure de l'aponévrose lombaire. Cependant on peut dire que le muscle sacro-lombaire prend plus particulièrement ses insertions sur la tubérosité iliaque et à la partie externe de l'aponévrose lombaire, et le muscle long dorsal à la partie interne de cette même aponévrose et à la crête sacrée. L'origine du transversaire épineux paraît se faire en avant des deux autres, sur la face postérieure du sacrum. Il est en effet complétement caché à son origine par les muscles sacro-lombaire et long dorsal.

VI. — Muscle sacro-lombaire.

Il prend naissance, en bas, à la partie externe de la masse commune, et s'insère plus particulièrement à la tubérosité iliaque et à la partie externe de l'aponévrose lombaire ; de là ses fibres se dirigent en haut, et se terminent en se divisant en six faisceaux tendineux, petits et minces, qui s'insèrent à l'angle des six dernières côtes. Toutefois le faisceau qui va à la douzième côte est très-large.

Ce muscle constitue le sacro-lombaire proprement dit ou *portion d'origine*. Il ne se termine pas à la sixième côte, mais il s'accole à un autre muscle qui le prolonge jusqu'à la troisième vertèbre cervicale, et qu'on appelle *portion de renforcement* du muscle sacro-lombaire ou muscle *cervical descendant*. Cette portion de renforcement prend naissance sur les tubercules postérieurs des apophyses transverses des cinq dernières vertèbres cervicales. Ces faisceaux se dirigent en bas et se confondent pour se diviser de nouveau en autant de petits faisceaux tendineux qu'il y a de côtes. Ils s'insèrent sur l'angle de chacune d'elles. Les faisceaux qui s'insèrent aux six dernières côtes se placent en dedans des faisceaux d'origine qu'ils croisent à angle aigu.

En résumé, le muscle sacro-lombaire se porte de la partie externe de la masse commune aux six dernières côtes ; il est renforcé par des faisceaux de renforcement qui partent des tubercules postérieurs des apophyses transverses des cinq dernières verticales et qui se rendent aux angles de toutes les côtes.

VII. — Long dorsal.

Il est constitué par la partie interne et postérieure de la masse commune. Séparé d'abord du muscle sacro-lombaire par un interstice celluleux, il se porte verticalement en haut jusqu'à la première côte, où il se termine.

Insertions. — Il s'insère : 1° en bas, à la face antérieure de l'aponévrose lombaire, aux épines sacrées et lombaires ; 2° en haut, par deux ordres de faisceaux, des faisceaux externes qui vont s'insérer au sommet des apophyses transverses des vertèbres lombaires, et sur les côtes au milieu de l'espace qui sépare l'angle de la côte de la tubérosité ; des faisceaux internes aux tubercules apophysaires des vertèbres lombaires et au sommet des apophyses transverses des vertèbres dorsales. Or, comme nous savons que l'angle de la côte se rapproche de l'apophyse transverse à mesure qu'on monte vers la première côte, nous devons comprendre la diminution insensible de ce muscle et sa terminaison en pointe à la première côte.

Indépendamment de ces faisceaux, les auteurs décrivent à ce muscle des faisceaux internes épineux. Il est plus simple de considérer ces faisceaux isolément, et d'en faire un petit muscle isolé, connu depuis Winslow sous le nom de *long épineux* du dos. Ce muscle est formé de faisceaux arciformes qui partent des apophyses épineuses des trois ou quatre premières vertèbres dorsales, et qui viennent s'insérer, en décrivant une courbe à concavité interne, aux sixième, septième, huitième et quelquefois neuvième vertèbres dorsales en se confondant avec les fibres internes de l'aponévrose lombaire.

VIII. — Transversaire épineux.

Parfaitement distinct dans toute son étendue, couché dans la gouttière vertébrale qu'il remplit ; plus mince à la région dorsale qu'aux régions cervicale et lombaire, ce muscle se continue en haut jusqu'à l'axis. Il ne faudrait pas croire que ce muscle envoie vers les parties supérieures des faisceaux allongés comme le sacro-lombaire ; il est constitué dans toute son étendue par une série de petits muscles juxtaposés qui traversent obliquement la gouttière vertébrale.

Insertions. — Ces petits muscles, en grand nombre, prennent naissance : 1° à la région sacrée, sur les tubercules qui représentent les apophyses transverses des vertèbres sacrées ; 2° à la région lombaire, sur les tubercules apophysaires; 3° à la région dorsale, sur les apophyses transverses ; 4° à la région cervicale, aux apophyses articulaires des cinq dernières vertèbres cervicales. De ces divers points d'insertion, ces petits muscles se dirigent en dedans et en haut en s'appliquant aux lames des vertèbres, et ils viennent s'insérer au sommet des apophyses épineuses de toutes les vertèbres jusqu'à celles de l'axis, où s'insère le faisceau le plus volumineux.

Rapports. — 1° *A la partie inférieure*, la masse commune est recouverte par l'aponévrose lombaire et le feuillet postérieur de l'aponévrose du muscle transverse de l'abdomen. Elle recouvre les vertèbres et le muscle carré des lombes, dont elle est séparée par le feuillet moyen de l'aponévrose du muscle transverse.

2° *A la partie supérieure*, les muscles, en se séparant, affectent de nouveaux rapports. Le *transversaire épineux* qui glisse le long de la gouttière vertébrale recouvre les lames vertébrales et les ligaments jaunes, et il est recouvert de bas en haut par le muscle long dorsal, le long épineux du dos (de Winslow), le transversaire du cou et les complexus. Le *long dorsal* et le *sacro-lombaire* restent accolés, le sacro-lombaire recouvrant le long dorsal. Ils s'insinuent en haut entre les muscles de la nuque, où ils sont séparés du transversaire épineux par la deuxième couche de cette région, transversaire du cou, grand et petit complexus. Ils sont recouverts de bas en haut par le petit dentelé postérieur et inférieur, l'aponévrose intermédiaire aux deux dentelés, le grand dorsal, le splénius, le rhomboïde, le petit dentelé postérieur et supérieur, et ils recouvrent les côtes, les muscles intercostaux externes et les surcostaux.

Action. — Ces muscles sont extenseurs de la colonne vertébrale. Ils l'inclinent sur les côtés, lorsqu'ils se contractent d'un seul côté seulement.

2° Muscles de la nuque.

I. — Splénius.

Muscle aplati, mince, allongé.

Insertions fixes. — A la moitié inférieure du raphé médian cervical postérieur, aux apophyses épineuses des sixième et septième vertèbres cervicales, des cinq ou six premières dorsales et aux ligaments interépineux correspondants. De ces points fixes les fibres de ce muscle se dirigent obliquement en haut et en dehors.

Insertions mobiles. — Par deux faisceaux distincts : l'un, qui constitue le *splenius capitis* des anciens, s'insère aux deux tiers externes de la ligne courbe supérieure de l'occipital et à la face externe de l'apophyse mastoïde ; l'autre, qui constitue le *splenius cervicis*, va s'insérer par deux faisceaux volumineux aux apophyses transverses de l'atlas et de l'axis.

Rapports. — 1° Il est recouvert de haut en bas par le sterno-clido-mastoïdien, l'angulaire, le trapèze, le petit dentelé supérieur et le rhomboïde ; 2° il recouvre les muscles de la deuxième couche, le long dorsal et le sacro-lombaire.

Action. — Extenseur de la tête ; quand un seul splénius se contracte, il est rotateur de la tête et porte la face de son côté.

II. — Angulaire de l'omoplate.

Muscle long, aplati, situé sur les parties latérales de la nuque.

Insertions fixes. — Par cinq faisceaux tendineux aux apophyses transverses de l'atlas et de l'axis et aux tubercules postérieurs des apophyses transverses des deux ou trois vertèbres suivantes. De là ses fibres se dirigent en bas et un peu en dehors.

Insertions mobiles. — A l'angle supérieur de l'omoplate et à toute la partie du bord spinal située au-dessus de l'épine.

Rapports. — 1° Il est recouvert par le trapèze, le sterno-clido-mastoïdien et la peau ; 2° il recouvre le splénius, le sacro-lombaire, le transversaire du cou et le petit dentelé supérieur.

Action. — Il élève l'angle supérieur de l'omoplate et abaisse par conséquent le moignon de l'épaule.

III. — Grand complexus (1).

Muscle long, effilé en bas.

(1) Les muscles de la deuxième couche de la nuque, au nombre de trois, ont pour caractère commun de ne s'insérer qu'aux apophyses transverses des vertèbres. Ils ne dépassent pas les cinq dernières cervicales et les cinq

Insertions fixes. — Par une dizaine environ de petits faisceaux endineux allongés aux tubercules postérieurs des apophyses trans- rerses des cinq dernières vertèbres cervicales et aux apophyses ransverses des cinq premières dorsales. De là ses fibres se dirigent n haut et un peu en dedans.

Insertion mobile. — Au tiers interne de l'espace rugueux qui sépare les deux lignes courbes de l'occipital.

Rapports. — 1° Il est recouvert de haut en bas par le trapèze, e splénius, le petit complexus, le transversaire du cou et le long lorsal; 2° il recouvre les muscles droits et obliques de la couche rofonde et le transversaire épineux.

Action. — Extenseur de la tête. Quand un seul complexus se ontracte, il est rotateur de la tête et porte la face du côté opposé et *on de son côté.*

IV. — Petit complexus.

Situé sur les côtés de la nuque, ce muscle représente la portion ervicale du grand complexus.

Insertion fixe. — Aux tubercules postérieurs des apophyses ransverses des cinq dernières vertèbres cervicales. De là ses fibres e portent verticalement en haut.

Insertions mobiles. — Au sommet de l'apophyse mastoïde et la partie externe de l'espace rugueux qui sépare les deux lignes ourbes de l'occipital.

Rapports. — 1° Il est recouvert par le transversaire du cou, angulaire et le splénius; 2° il recouvre exactement la portion cervi- ale du grand complexus.

Action. — Il incline la tête de son côté.

V. — Transversaire du cou.

Allongé, situé à la partie inférieure de la nuque et supérieure du los, formé de faisceaux arciformes.

remières dorsales. Ils sont juxtaposés, et s'interposent par leur partie nférieure entre les muscles spinaux, laissant en dedans le transversaire pineux et en dehors le long dorsal et le sacro-lombaire.

Insertions fixes. — Aux apophyses transverses des cinq premières vertèbres dorsales. De là ses fibres se portent verticalement en haut en décrivant une courbe.

Insertions mobiles. — Aux tubercules postérieurs des apophyses transverses des cinq dernières cervicales.

Rapports. — 1° Il est recouvert par le splénius, l'angulaire, le sacro-lombaire et le long dorsal; 2° il recouvre les deux complexus, sur lesquels il est immédiatement appliqué.

Action. — Extenseur du cou.

VI. — Grand droit postérieur de la tête.

Ce petit muscle, fusiforme, s'insère *en bas* à l'apophyse épineuse de l'axis, se dirige en haut et en dehors, pour s'insérer sur la ligne courbe inférieure de l'occipital. Il est recouvert par le petit oblique et le grand complexus. Il recouvre les os et les articulations. Il est extenseur de la tête. Quand un seul se contracte, il porte la face de son côté.

VII. — Petit droit postérieur de la tête.

Ce petit muscle, triangulaire, s'insère par son sommet sur le tubercule postérieur de l'atlas et par sa base sur la dépression située à côté de la crête occipitale externe au-dessous de la ligne courbe inférieure. Il est recouvert par le grand complexus, il recouvre l'articulation occipito-atloïdienne. Il est extenseur de la tête.

VIII. — Grand oblique.

Appelé aussi oblique inférieur, ce muscle fusiforme s'étend de l'apophyse épineuse de l'axis au-dessous du grand droit, à l'apophyse transverse de l'atlas. Recouvert par les complexus, il recouvre l'articulation atloïdo-axoïdienne. Il est rotateur de la tête, il porte la face de son côté.

IX. — Petit oblique.

Appelé aussi oblique supérieur, ce muscle s'insère en bas à l'apophyse transverse de l'atlas et en haut à la ligne courbe inférieure de l'occipital, où il recouvre l'insertion supérieure du grand droit. Placé au-dessous du splénius, ce muscle est extenseur de la tête et *non rotateur*, car l'articulation occipito-atloïdienne, qui appartient aux condyliennes, ne peut présenter de rotation.

Les muscles obliques et le muscle grand droit forment un triangle quilatéral, au milieu duquel on aperçoit la branche postérieure du remier nerf cervical et l'artère vertébrale. Les deux muscles grands roits forment en se réunissant un triangle dont la base est formée ar la ligne courbe inférieure de l'occipital. Les deux muscles petits roits forment un triangle analogue, plus petit, inscrit dans le triangle es muscles grands droits.

X. — Interépineux.

Petits muscles disposés par paires, formant des languettes charues étendues des deux tubercules de l'apophyse épineuse de la verèbre qui est au-dessus, aux deux tubercules de la vertèbre qui est u-dessous. Au nombre de dix en général, cinq de chaque côté, la remière paire est située entre l'axis et la troisième vertèbre cerviale. Du tissu cellulaire sépare les deux muscles d'une même paire, e transversaire épineux est situé en dehors.

§ 7. — Aponévroses de la région postérieure du tronc

I. — Région cervicale postérieure, ou nuque.

On y remarque un ligament, *raphé médian cervical postérieur*, endu de la protubérance occipitale externe à l'apophyse épieuse de la sixième vertèbre cervicale et formé par l'entrecroiement des aponévroses des muscles trapèze, splénius, petit dentelé t rhomboïde d'un côté, avec celles des muscles du côté opposé. De e raphé, on voit partir une lamelle fibreuse qui se dirige en avant, épare les deux muscles grands complexus, et fournit une lamelle breuse entre le grand et le petit droit postérieur. Au niveau du aphé, les muscles de la nuque, si ce n'est ceux de la couche proonde, ne prennent aucune insertion sur les apophyses épineuses.

II. — Région dorsale.

La plupart des aponévroses des muscles d'un côté s'entrecroisent vec celles du côté opposé, et forment les ligaments interépineux.

III. — Région lombaire.

On trouve deux aponévroses : 1° l'aponévrose lombaire, 2° l'apoévrose du muscle transverse de l'abdomen, formant ensemble l'apoévrose abdominale postérieure.

L'*aponévrose lombaire*, ou *aponévrose du grand dorsal*, triangulaire, blanche, très-épaisse, occupe la région lombaire et la région sacrée. — Son bord interne le plus long correspond à la ligne médiane, où elle est confondue avec celle du côté opposé. Son bord inférieur et externe s'insère sur la moitié postérieure de la lèvre externe de la crête iliaque, où elle se confond avec les insertions du muscle grand fessier. Son bord supérieur et externe donne naissance aux fibres charnues du muscle grand dorsal. Sa face postérieure est en contact avec la peau, sa face antérieure donne insertion aux fibres charnues des muscles spinaux. Cette aponévrose est formée par l'accolement de plusieurs feuillets aponévrotiques difficiles à séparer; de la superficie vers la profondeur, ces feuillets sont : 1° l'aponévrose d'insertion du grand dorsal; 2° celle du petit dentelé inférieur; 3° celle du petit oblique de l'abdomen; 4° le feuillet postérieur de l'aponévrose du muscle transverse.

L'aponévrose du muscle transverse est divisée dans cette région en trois feuillets verticaux. Le feuillet postérieur concourt à former l'aponévrose lombaire. Le feuillet moyen s'insère au sommet des apophyses transverses des vertèbres lombaires et forme avec le postérieur une gaîne qui renferme les muscles spinaux. Le feuillet antérieur s'insère à la base des apophyses transverses des mêmes vertèbres, et forme, avec le moyen, une gaîne dans laquelle est contenu le muscle carré des lombes.

ARTICLE IV.

MUSCLES INTÉRIEURS DU TRONC.

Diaphragme.
Psoas iliaque.
Petit psoas.
Carré des lombes.
Triangulaire du sternum.

Dissection. — Pour préparer le diaphragme, il importe que l'une des cavités thoracique ou abdominale ne soit pas ouverte, sans laquelle précaution, le muscle s'affaisse. Il vaut donc mieux, si cela se peut, étudier ce muscle sur deux sujets : d'un côté on étudiera la face supérieure, de l'autre la face inférieure. Il faut dans cette étude examiner surtout les organes qui traversent les orifices du diaphragme, la gouttière profonde qui se trouve située entre ses points d'insertion et les côtes, surtout en arrière. Le psoas se trouve naturellement préparé, quand on a enlevé les viscères de l'abdomen. Étudiez surtout son aponévrose, les rapports qu'il affecte avec un grand nombre d'organes. Suivez ce muscle dans la cuisse; constatez la manière dont il contourne la tête et le col du fémur, pour aller au petit trochanter. Pour découvrir le carré des lombes, enlevez les reins, le muscle psoas, le feuillet antérieur de l'aponévrose du transverse, et la partie postérieure du diaphragme. Pour constater les rapports de ce muscle avec les aponévroses du muscle transverse, on peut pratiquer une coupe horizontale au niveau des vertèbres lombaires.

I. — DIAPHRAGME (1).

Muscle mince, membraneux, concave inférieurement et formant une cloison mobile plus élevée à droite qu'à gauche, qui sépare la cavité thoracique de la cavité abdominale.

Insertions. — Ce muscle s'insère sur toute la circonférence de la base du thorax : 1° en avant et sur les côtés, à l'appendice xiphoïde, à la face interne et au bord supérieur des sept ou huit dernières côtes par des digitations qui s'entrecroisent avec celles du muscle transverse de l'abdomen ; 2° en arrière, sur le corps des vertèbres lombaires, l'apophyse transverse de la première lombaire et sur le ligament cintré du diaphragme. L'insertion aux corps des vertèbres se fait par deux faisceaux appelés *piliers* du diaphragme, *jambes* ou *appendices*. Ces deux piliers sont constitués par une foule de petits faisceaux dont les tendons s'insèrent directement sur le corps des vertèbres et sur les ligaments. Le pilier droit, plus long, s'insère sur les trois ou quatre premières vertèbres lombaires. Le pilier gauche, plus court, ne s'insère que sur les deux ou trois premières. Les piliers se dirigent en haut et un peu en avant, et s'envoient réciproquement un faisceau qui s'entrecroise sur la ligne médiane avec celui du côté opposé. Celui qu'envoie le pilier gauche se place en avant de l'autre et est plus gros; les deux faisceaux réunis séparent les deux orifices œsophagien et aortique. Indépendamment des faisceaux que chaque pilier envoie sur la ligne médiane, il en existe un second qui se porte en dehors pour aller s'insérer au sommet de l'apophyse transverse de la première vertèbre lombaire, en formant une arcade sous laquelle passe l'extrémité supérieure du muscle psoas, et qu'on désigne sous le nom d'*arcade du psoas*. Le ligament cintré du diaphragme, encore appelé *arcade du carré des lombes*, est une bandelette fibreuse étendue du sommet de l'apophyse transverse où se termine l'arcade du psoas au sommet de la douzième côte. Cette bandelette n'est autre chose que le bord supérieur du feuillet antérieur de l'aponévrose du muscle transverse, qui s'épaissit

(1) Voyez une préparation de M. J. Cloquet, au musée Orfila, armoire 39 *bis*.

à ce niveau et qui donne naissance à des fibres musculaires du diaphragme.

Direction. — Les fibres du diaphragme, venues de tous les points de la circonférence de la base du thorax, se dirigent en haut, et convergent vers une aponévrose centrale située sur la direction de l'axe du tronc et appelée *centre phrénique.*

Structure. — Pour faciliter l'étude de ce muscle, nous avons considéré les insertions osseuses et les insertions au centre phrénique comme les extrémités de ses fibres, mais il faut bien savoir qu'il n'en est réellement pas ainsi. En effet, chaque fibre du diaphragme est un muscle digastrique dont les deux ventres charnus s'insèrent sur deux points opposés de la circonférence du thorax, et dont la partie intermédiaire tendineuse correspond à l'axe du tronc; c'est l'ensemble de ces tendons entrecroisés sur la ligne médiane qui constitue le centre phrénique. Le *centre phrénique*, appelé aussi *trèfle aponévrotique* du diaphragme, formé par la réunion des tendons de tous ces petits muscles digastriques, très-résistant, était considéré par certains anatomistes d'autrefois comme le point de départ de toutes les aponévroses.

Ce trèfle est formé de trois folioles; la plus grande est à gauche, la moyenne au milieu, la plus petite à droite.

Entre la foliole droite et la foliole moyenne du centre phrénique, on voit l'orifice de la veine cave inférieure, fibreux, quadrilatère, situé à quelques centimètres à droite et un peu en avant des orifices aortique et œsophagien. Ces deux orifices sont situés sur la ligne médiane. L'orifice aortique est placé entre la colonne vertébrale et les deux piliers du diaphragme; il est bordé d'un peu de tissu fibreux qui n'empêche pas la compression de l'aorte pendant la contraction du muscle, et ce qui le prouve, c'est l'altération fréquente des parois de l'aorte à ce niveau, ainsi que la fréquence des anévrysmes. L'orifice œsophagien est placé aussi sur la ligne médiane et séparé de l'orifice aortique par les deux faisceaux que s'envoient les piliers du diaphragme; son pourtour est pourvu aussi de tissu fibreux qui forme à l'œsophage un petit canal. A droite et à gauche, on voit un petit faisceau musculaire descendre du pourtour de l'orifice œsophagien et se porter sur la portion terminale de l'œsophage. Ce faisceau a été décrit par Santolini.

Les *fibres* du diaphragme appartiennent aux fibres musculaires de la vie animale ou fibres striées.

Ce muscle reçoit deux *artères* diaphragmatiques inférieures, branches de l'aorte abdominale, et deux artères diaphragmatiques supérieures, branches de la mammaire interne, qui s'anastomosent dans l'épaisseur de ce muscle. Il reçoit, en outre, sur ses limites, des ramifications des dernières intercostales.

Les *veines* diaphragmatiques suivent le trajet des artères. Les supérieures vont se jeter dans les troncs veineux brachio-céphaliques, et sont au nombre d'une ou deux pour chaque artère. Les inférieures, au nombre de deux pour chaque artère, vont se terminer dans la veine cave inférieure. Celles qui naissent sur les limites du muscle se jettent dans les veines intercostales.

Les *lymphatiques* ont été étudiés par M. Sappey avec le soin qu'il a apporté dans l'étude de tout le système lymphatique. Rudbeck, Nück et surtout Mascagni, les avaient déjà étudiés. Ces vaisseaux forment quatre troncs principaux : 1° deux antérieurs, qui vont traverser les ganglions situés en avant et sur les côtés de la base du péricarde, pour accompagner ensuite les vaisseaux mammaires internes ; 2° deux postérieurs, qui se portent en bas, en arrière et en dedans, pour traverser l'un des ganglions lymphatiques qui entourent l'œsophage et se jeter dans le canal thoracique.

Les *nerfs* proviennent principalement du nerf phrénique, l'une des branches descendantes du plexus cervical profond. Le grand sympathique envoie aussi à ce muscle des rameaux sous le nom de plexus diaphragmatique inférieur. Ils accompagnent les artères de même nom, s'anastomosent par quelques filets avec le nerf phrénique dans l'épaisseur du muscle, et présentent sur leurs trajets quelques corpuscules de Pacini de petite dimension.

Rapports. — 1° *Face supérieure.* — Elle est tapissée au milieu par le péricarde, qui la sépare du cœur, et sur les côtés par la plèvre, qui la sépare du poumon. Chez le fœtus, le péricarde peut être séparé du centre phrénique; chez l'adulte, au contraire, du tissu fibreux unit intimement ces deux membranes.

2° *Face inférieure.* — Elle est tapissée par le péritoine, excepté au niveau du bord postérieur du foie, qui est en contact direct avec le diaphragme. — Dans sa moitié droite, elle est en rapport avec le foie, qui refoule le diaphragme dans la partie droite de la cavité thoracique. — A gauche, elle est en rapport avec la grosse tubérosité de l'estomac et avec la rate.

Les piliers du diaphragme recouvrent la colonne vertébrale, et sont en rapport en avant avec le pancréas et la troisième portion du duodénum, sans intermédiaire de péritoine, et avec le mésôcolon transverse.

L'arcade du psoas recouvre l'extrémité supérieure du muscle de même nom, dont l'aponévrose d'enveloppe se confond avec le tissu cellulaire sous-diaphragmatique, de telle sorte que l'arcade du psoas forme avec cette aponévrose un entonnoir ouvert du côté de la cavité thoracique et prêt à recevoir les collections purulentes qui glissent le long de la région dorsale de la colonne vertébrale.

L'arcade du carré des lombes recouvre le muscle de même nom.

Le diaphragme affecte des rapports avec les côtes. — Le pourtour de sa face supérieure touche la face interne de ces os dans une étendue plus considérable pendant l'expiration. Le sommet de la voûte formée par le diaphragme peut arriver jusqu'à la quatrième côte dans l'expiration forcée. Dans une profonde inspiration, le sommet de la voûte n'arrive qu'à la dixième côte, et lorsque le muscle est à l'état de repos, le sommet de la voûte correspond à la septième côte du côté droit et à la huitième côte du côté gauche.

Le diaphragme est traversé par plusieurs organes : 1° la veine cave inférieure traverse l'orifice du centre phrénique ; 2° l'œsophage et les deux nerfs pneumogastriques traversent l'orifice œsophagien du diaphragme ; 3° l'artère aorte, la grande veine azygos, le canal thoracique, traversent l'orifice aortique situé entre les deux piliers et la colonne vertébrale.

Action. — Le diaphragme est un muscle inspirateur qui augmente les diamètres vertical, transversal et antéro-postérieur de la poitrine. Selon MM. Beau et Maissiat, dont l'opinion a été adoptée par MM. Longet et Sappey, on peut expliquer l'action de ce muscle de la manière suivante. Lorsque les fibres musculaires qui descendent du centre phrénique sur les côtes se contractent pendant l'inspiration, elles agissent par leurs deux extrémités sur deux points mobiles, le centre phrénique et les côtes. Ces deux portions mobiles doivent être déplacées et se porter l'une au-devant de l'autre. Le centre phrénique, qui est plus mobile que la côte, s'abaisse davantage, et augmente ainsi le diamètre vertical de la cavité thoracique. Les côtes, en s'élevant, augmentent les diamètres transversal et antéro-postérieur, car on sait que les côtes ne peuvent s'élever sans se porter un peu en dehors et sans projeter le sternum en avant, deux mouvements qui proviennent de l'obliquité de ces os. On objectera que le centre phrénique ne peut pas devenir le point d'appui de fibres qui élèvent les côtes, mais la résistance même des viscères de l'abdomen, du foie en particulier, et l'élasticité du poumon suffisent pour lui donner un point d'appui. Cela est si vrai, que les côtes s'élèvent beaucoup plus chez les sujets dont le centre phrénique ne peut pas facilement s'abaisser. Cela se voit dans la grossesse, l'ascite, les kystes de l'ovaire, après un repas copieux.

En se contractant, le diaphragme refoule les viscères abdominaux qui font saillie. Pendant l'expiration, le diaphragme reprend sa forme primitive, et les viscères reviennent à leur place. Dans la paalysie du diaphragme, étudiée par M. Duchenne (de Boulogne), le horax, en se dilatant pendant l'inspiration, attire vers sa cavité le liaphragme et les viscères abdominaux, tandis que, dans l'expiration, ces viscères reviennent à leur place. Le principal symptôme de ette paralysie consiste, en effet, en une dépression du ventre au-lessous du thorax pendant l'inspiration.

Le diaphragme, en se contractant, comprime modérément l'œsophage. Il comprime aussi légèrement la veine cave inférieure selon laller et M. Cruveilhier. L'aorte elle-même n'est pas à l'abri de cette ompression.

II. — Psoas iliaque et aponévrose iliaque (1).

Ce muscle, formé de deux portions, le psoas et l'iliaque, est situé n partie dans la cavité abdominale, en partie dans la cuisse.

Insertions fixes. — 1° Pour la portion psoas, à la base des pophyses transverses de la dernière vertèbre dorsale et des quatre remières lombaires, sur le bord inférieur du corps de la douzième ertèbre dorsale, sur les bords supérieur et inférieur du corps des uatre premières vertèbres lombaires, et sur les disques fibreux ntervertébraux correspondants ; 2° pour la portion iliaque, à toute étendue de la fosse iliaque interne, jusqu'à la lèvre interne de la rête.

Les fibres de la portion psoas forment un faisceau allongé qui descend obliquement de haut en bas, de dedans en dehors et d'arrière en vant, qui se réfléchit sur le bord antérieur de l'os coxal pour se porer vers le petit trochanter. Les fibres de la portion iliaque se dirigent outes en bas, en dedans et en avant, et se rendent, comme les barbes l'une plume sur leur tige, au bord externe de la portion psoas.

Insertions mobiles. — Sur le petit trochanter par un gros aisceau arrondi.

Rapports. — 1° *Os.* — Ce muscle recouvre la dernière vertèbre orsale, les cinq vertèbres lombaires, la fosse iliaque interne, le ord antérieur de l'os coxal dont il est séparé par une bourse séreuse, la capsule fibreuse de l'articulation coxo-fémorale sur laquelle il lisse au moyen d'une bourse séreuse qui communique quelquefois vec la synoviale de l'articulation. Ce muscle contourne la partie inrieure de l'articulation pour se porter au petit trochanter.

(1) Voyez au musée Orfila une préparation de M. J. Cloquet, aroire 39 *bis*.

2° *Muscles.* — Dans l'abdomen, l'extrémité supérieure du psoas est située sous l'arcade du diaphragme ; il est recouvert par le petit psoas. Dans la cuisse, il est en rapport en dedans et au-dessous avec le pectiné, en arrière avec l'obturateur externe, en avant et en dehors avec le droit antérieur du triceps et le couturier.

3° *Aponévroses.* — Ce muscle est recouvert dans toute son étendue par une aponévrose qui sera décrite avec la structure du muscle. Il passe sous l'arcade fémorale, à laquelle il est très-adhérent. Il reçoit là l'insertion du fascia transversalis et l'aponévrose du muscle grand oblique. Dans la cuisse, il est recouvert en dedans par le feuillet profond de l'aponévrose fémorale, et forme la paroi postérieure et externe du canal crural de quelques auteurs. Entre l'arcade crurale et l'éminence ilio-pectinée, il est très-adhérent à la bandelette ilio-pectinée. Il va sans dire que ces rapports se font par l'intermédiaire de l'aponévrose iliaque qui recouvre ce muscle.

4° *Vaisseaux.* — L'artère et la veine iliaques externes longent le bord interne du muscle psoas auquel elles sont accolées par un dédoublement de l'aponévrose iliaque. L'artère spermatique et les veines spermatiques qui forment le plexus pampiniforme longent la face antérieure du muscle psoas, sur lequel elles sont accolées. L'artère circonflexe iliaque longe la limite d'insertion de la portion iliaque à la crête de même nom. Les artères lombaires, branches de l'aorte, passent sur les côtés des vertèbres, dans la gouttière transversale du corps, sous les arcades fibreuses que forme le psoas en s'insérant sur la colonne. L'artère ilio-lombaire, branche de l'hypogastrique, remonte sous le muscle psoas et sous le muscle iliaque. A la cuisse, l'artère fémorale est en rapport avec la terminaison du psoas iliaque dont elle est séparée par le feuillet profond de l'aponévrose fémorale. Des ganglions et des vaisseaux lymphatiques nombreux (ganglions iliaques) entourent les vaisseaux iliaques externes.

5° *Nerfs.* — Les nerfs qui constituent le plexus lombaire sont situés dans l'épaisseur du muscle psoas. Ils sortent de ce muscle à diverses hauteurs. Le nerf obturateur le quitte immédiatement pour se porter dans le bassin. Le nerf crural descend sous l'aponévrose de ce muscle, entre la gouttière que forment la portion psoas et la portion iliaque, passe sous l'arcade fémorale et perfore l'aponévrose de ce muscle à 2 centimètres au-dessous, pour se distribuer à la cuisse. Le nerf fémoro-cutané perfore à la partie supérieure l'aponévrose iliaque, glisse sous le péritoine, et sort entre les deux épines iliaques antérieures. Le nerf génito-crural quitte le muscle psoas à sa partie moyenne et antérieure, et s'accole à l'artère iliaque externe. Le grand nerf abdomino-génital et le petit nerf abdomino-génital ne font que traverser le muscle pour glisser en dehors sous le péritoine.

6° Le *péritoine* recouvre la portion abdominale du psoas iliaque, dont il est séparé par une couche de tissu cellulaire.

7° De plus, le psoas est croisé obliquement par l'*uretère*. L'iliaque est recouvert immédiatement par le *cæcum* à droite, tandis qu'à gauche il est recouvert par l'*S iliaque* du côlon, dont il est séparé par le mésocôlon iliaque.

Action. — Il est fléchisseur et rotateur de la cuisse en dehors. Quand le fémur est fixé, il incline sur le fémur la colonne vertébrale et le bassin.

Structure. — Le muscle psoas iliaque est formé de fibres musculaires fines réunies par un tissu cellulaire très-fin. Il est entouré d'une aponévrose appelée *lombo-iliaque*.

Aponévrose lombo-iliaque. — Appelée aussi *fascia iliaca*, cette aponévrose a les mêmes insertions que le muscle qu'elle recouvre, excepté en haut, où elle se continue avec la face inférieure du diaphragme. Elle s'insère par conséquent au corps et aux apophyses transverses des vertèbres lombaires et de la dernière dorsale et à la lèvre interne de la crête iliaque. En dedans du psoas, elle se continue avec l'aponévrose pelvienne. Elle accompagne le muscle psoas iliaque sous l'arcade fémorale jusqu'à son insertion au petit trochanter. Depuis l'arcade jusqu'au petit trochanter, elle enveloppe complétement le muscle et forme une espèce de cornet aponévrotique dont le sommet correspond au petit trochanter et dont la base, ouverte du côté de l'abdomen, reçoit les fibres de ce muscle.

Cette aponévrose, formée de fibres verticales et transversales entrecroisées, est mince et celluleuse à la partie supérieure du psoas, épaisse et résistante à la partie inférieure du même muscle et sur l'iliaque. Cette épaisseur est surtout considérable dans la portion du muscle située dans la cuisse. L'aponévrose lombo-iliaque est séparée du muscle proprement dit par une mince couche de tissu cellulaire dans laquelle se développent les abcès profonds de la fosse iliaque. Elle est séparée du péritoine qui la recouvre par une couche de tissu cellulaire dans lequel se développent les abcès superficiels ou péritonéaux de la fosse iliaque. Sur le bord interne du psoas, l'aponévrose se dédouble et enveloppe les vaisseaux iliaques externes qui lui sont accolés. Au niveau de l'arcade crurale, elle adhère à sa face inférieure et se confond avec quelques fibres du fascia transversalis et du grand oblique qui la renforcent. Les autres rapports de l'aponévrose sont les mêmes que ceux qui ont été indiqués à l'occasion du muscle.

La disposition du fascia iliaca explique pourquoi les *abcès sous-*

aponévrotiques de la fosse iliaque, et les *abcès ossifluents* du corps des vertèbres lombaires et dorsales, viennent faire une saillie à la partie externe du pli de l'aine. En effet, si le pus vient des parties latérales du corps des vertèbres lombaires, il s'infiltre entre les fibres du muscles psoas, y descend insensiblement jusqu'au petit trochanter. S'il vient des vertèbres dorsales, il se porte le plus souvent sur les côtés de la colonne, derrière l'arcade que le diaphragme fournit au psoas, et comme en cet endroit l'extrémité supérieure du psoas est dépourvue d'aponévrose, le pus s'infiltre entre les fibres musculaires avec autant de facilité que dans le cas précédent ; ces abcès dissèquent les fibres musculaires du psoas iliaque et viennent former au pli de l'aine une tumeur liquide, résistant, dont la paroi est constituée par le fascia iliaca. Ces tumeurs, forment des abcès par congestion, réductibles par la pression.

Les artères du muscle psoas iliaque proviennent des lombaires, de l'ilio-lombaire et de la circonflexe iliaque ; les nerfs proviennent du crural.

III. — Petit psoas.

Ce muscle n'existe pas toujours. On donne ce nom à un faisceau étendu du corps de la douzième vertèbre dorsale à l'éminence ilio-pectinée.

IV. — Muscles intertransversaires des lombes.

Ce sont de petites languettes charnues, réunissant entre elles les apophyses transverses des vertèbres lombaires et situées derrière le muscle psoas.

V. — Carré des lombes.

Muscle quadrilatère, situé de chaque côté de la colonne vertébrale, entre la dernière côte et la crête iliaque.

Insertions. — Il s'insère sur le bord inférieur de la dernière côte, sur le tiers postérieur de l'interstice de la crête iliaque, sur le ligament ilio-lombaire et sur la face antérieure des apophyses transverses de toutes les vertèbres lombaires.

Ces insertions se font au moyen de trois faisceaux : les uns, faisceaux *ilio-costaux*, descendent verticalement de la douzième côte à la crête iliaque et au ligament ilio-lombaire ; les autres, faisceaux *transverso-iliaques*, se portent des apophyses transverses des quatre premières vertèbres lombaires à la crête iliaque ; les troisièmes faisceaux *transverso-costaux* se portent des apophyses transverses des quatre dernières vertèbres lombaires à la dernière côte.

Rapports.— En avant, il est en rapport avec le feuillet antérieur de l'aponévrose du muscle transverse, qui le sépare du rein, du côlon et du psoas, et tout à fait en haut avec le ligament cintré du diaphragme; en arrière, avec le feuillet moyen de l'aponévrose du muscle transverse, qui le sépare des muscles spinaux.

Action. — Il abaisse la dernière côte. Il est, par conséquent, expirateur. S'il prend son point fixe en haut, il incline le bassin de son côté.

VI. — Triangulaire du sternum.

Petit muscle triangulaire situé dans le thorax, derrière le sternum, de chaque côté de la ligne médiane.

Insertions fixes. — A la face postérieure et aux bords du sternum, dans la moitié inférieure.

Insertions mobiles. — Aux cartilages des troisième, quatrième, cinquième, sixième côtes.

Rapports. — En avant, il est en rapport avec les cartilages costaux, le sternum et l'artère mammaire; en arrière, avec le péricarde et la plèvre.

Action. — Expirateur.

ARTICLE V.

MUSCLES DU MEMBRE SUPÉRIEUR ET APONÉVROSES

§ 1. — Muscles de l'épaule (1).

Deltoïde.
Sous-scapulaire.
Sus-épineux.
Sous-épineux.
Petit rond.
Grand rond.

Les quatre derniers sont situés derrière l'omoplate ; le sous-scapulaire est situé devant cet os, et le deltoïde les recouvre tous. Tous ces muscles, qu'on

(1) Voy. au musée Orfila les préparations de M. Sucquet, armoire 39 *bis*.

pourrait appeler *scapulo-huméraux*, se portent de l'omoplate à l'humérus; le deltoïde seul empiète un peu sur la clavicule.

Dissection. — L'étude des muscles de cette région doit être précédée, autant que possible, de celle des muscles du thorax et du dos. On continue à séparer la peau de haut en bas, après avoir pratiqué sur la face externe de l'épaule une incision verticale de l'acromion au milieu de la face externe du bras. Le deltoïde découvert et ses insertions bien étudiées, on étudie les rapports qu'il affecte au niveau de ses bords et l'on divise ce muscle à la partie moyenne par une section horizontale. On étudie alors ses rapports profonds, et, avant de passer à l'étude des autres muscles de cette région, il est utile de nettoyer avec soin la préparation, c'est-à-dire d'enlever la quantité considérable de tissu cellulo-adipeux qui les masque. Le *sus-épineux* sera étudié en enlevant le trapèze; le *sous-épineux* et le *petit rond* sont à découvert quand on a relevé le deltoïde et abaissé le grand dorsal. Le *grand rond* doit être considéré en même temps que le grand dorsal, avec lequel il contracte des rapports intimes. En étudiant ces muscles, il faut conserver avec soin les rapports qu'affectent les bords correspondants du petit rond et du grand rond avec l'humérus et la longue portion du triceps; les vaisseaux et nerfs circonflexes qui passent entre ces organes pour contourner en arrière le col chirurgical de l'humérus. Le *sous-scapulaire* ne peut être préparé que du côté de la face antérieure. Il est bon de l'étudier après le grand dentelé (voyez la dissection des muscles latéraux du thorax), et de conserver les rapports qu'il affecte en avant avec tous les organes contenus dans le *creux axillaire*. On se trouvera bien aussi d'étudier en même temps les insertions de ces divers muscles à la tête de l'humérus, où ils contractent des adhérences avec la capsule fibreuse de l'articulation.

I. — Deltoïde.

Muscle très-épais, de forme triangulaire, concourant à former le moignon de l'épaule.

Insertions fixes. — Au tiers externe du bord antérieur de la clavicule, au bord externe de l'acromion, et à toute l'étendue de la lèvre inférieure du bord postérieur de l'épine de l'omoplate.

Les fibres convergent vers le point de réunion du tiers supérieur avec le tiers moyen de l'humérus. Les moyennes descendent verticalement, les antérieures obliquement en bas et en arrière, les postérieures en bas et en avant.

Insertions mobiles. — A l'empreinte deltoïdienne de l'humérus, par trois tendons qui convergent pour former un V à sommet inférieur.

Rapports. — 1° Il est recouvert par la peau et l'aponévrose. Il recouvre l'articulation scapulo-humérale, la grosse tubérosité de l'humérus dont le sépare une bourse séreuse, les tendons des muscles sous-scapulaire, sus-épineux, sous-épineux et petit rond. Il recouvre en arrière le grand rond et la longue portion du triceps ; il recouvre en avant le tendon du grand pectoral, l'apophyse coracoïde et les trois muscles qui s'y insèrent ; dans l'interstice celluleux qui sépare son bord antérieur du grand pectoral, on trouve la veine céphalique et l'artère acromio-thoracique.

Action. — Il élève le bras ; par ses fibres antérieures il le porte en avant et par ses fibres postérieures en arrière.

Ce muscle est formé de gros faisceaux ; il reçoit ses artères des circonflexes antérieure et postérieure et de l'acromio-thoracique ; ses nerfs viennent de l'axillaire.

II. — Sous-scapulaire.

Muscle de forme triangulaire situé dans la fosse sous-scapulaire.

Insertion fixe. — A toute l'étendue de la fosse sous-scapulaire par des cloisons fibreuses qui s'insèrent sur les crêtes osseuses que l'on y trouve.

Ses fibres convergent vers la base de l'apophyse coracoïde, où elles forment un gros faisceau qui glisse sous cette apophyse au moyen d'un prolongement de la synoviale de l'articulation scapulo-humérale.

Insertion mobile. — A la petite tubérosité de l'humérus.

Rapports. — Il est en rapport en arrière avec l'omoplate et l'articulation ; son bord inférieur est placé au-devant du petit rond et de la longue portion du triceps. Il est en rapport en avant et de dedans en dehors avec le grand dentelé, dont il se sépare en se portant en dehors, le tissu cellulaire du creux axillaire, l'artère et la veine axillaire, le plexus brachial, la courte portion du biceps, le coraco-brachial et le deltoïde.

Action. — Rotateur de l'humérus en dedans ; il concourt à appliquer la tête de l'humérus contre la cavité glénoïde.

III. — Sus-épineux.

Petit muscle pyriforme, situé dans la fosse sus-épineuse et au-dessus de l'articulation scapulo-humérale.

Insertions fixes. — Aux deux tiers internes de la fosse sus-épineuse et à l'aponévrose qui le recouvre.

Insertion mobile. — A la facette supérieure de la grosse tubérosité de l'humérus, où il confond ses fibres avec celles de la capsule fibreuse.

Rapports. — Il est recouvert par le trapèze, la voûte acromio-claviculaire, le ligament acromio-coracoïdien et le deltoïde. Il recouvre l'omoplate, l'insertion fixe de l'omoplato-hyoïdien, le nerf et les vaisseaux sus-scapulaires et l'articulation scapulo-humérale.

Action. — Élévateur du bras, il concourt à maintenir la tête humérale contre la cavité glénoïde.

IV. — SOUS-ÉPINEUX.

Muscle triangulaire occupant la fosse sous-épineuse.

Insertions fixes.— A toute l'étendue de la fosse sous-épineuse, à l'aponévrose qui le recouvre et à la cloison aponévrotique qui le sépare en bas du petit rond et du grand rond.

Les fibres convergent vers le bord externe de l'épine de l'omoplate, sous lequel elles glissent au moyen d'une séreuse.

Insertion mobile. — A la facette moyenne de la grosse tubérosité de l'humérus, où les fibres du tendon se confondent en partie avec celles de la capsule fibreuse.

Rapports. — Il est en rapport en arrière avec le trapèze, le deltoïde et la peau; en avant, avec l'omoplate et l'articulation. Son bord inférieur est en rapport avec le petit rond et le grand rond.

Action. — Rotateur de l'humérus en dehors, il concourt à fixer la tête de l'humérus contre la cavité glénoïde.

V. — PETIT ROND.

Muscle très-petit situé immédiatement au-dessous du sous-épineux dont il semble faire partie.

Insertions fixes. — A la moitié supérieure de la face rugueuse qui longe la partie postérieure du bord axillaire de l'omoplate, à l'aponévrose qui le sépare du sous-épineux et à celle qui le sépare du grand rond.

Insertions mobiles. — A la facette inférieure de la grosse tubérosité de l'humérus et sur une ligne rugueuse située au-dessous dans une étendue de 2 centimètres environ.

Rapports. — En arrière, avec le deltoïde et la peau, en avant avec l'omoplate, l'articulation et le bord inférieur du sous-scapulaire, dont le sépare la longue portion du triceps.

Action. — Rotateur de l'humérus en dehors.

VI. — Grand rond.

Muscle cylindrique situé dans la paroi postérieure du creux axillaire.

Insertions fixes. — A la moitié inférieure de la facette allongée et rugueuse que l'on trouve derrière le bord axillaire de l'omoplate et à la cloison aponévrotique qui le sépare du sous-épineux qui est au-dessus ; de là ses fibres se dirigent un peu obliquement en haut et en dehors.

Insertion mobile. — Par un tendon aplati, très-mince et très-large à la lèvre postérieure ou interne de la coulisse bicipitale.

Rapports. — Il est recouvert par l'aponévrose et la peau ; il recouvre l'omoplate et le bord inférieur du sous-scapulaire. Au niveau de l'humérus, il est placé en avant de la longue portion du triceps, en arrière du tendon du grand dorsal, et au-dessous du petit rond.

Deux rapports particuliers méritent d'être signalés : l'un est celui qu'il affecte avec le petit rond, l'autre avec le grand dorsal.

1° Ils forment tous les deux un triangle dont le sommet est en dedans et la base en dehors ; ce triangle est limité en bas par le grand rond, en haut par le petit rond, en dehors par l'humérus; il est divisé par la longue portion du triceps en deux figures géométriques : l'une triangulaire, qui est en dedans ; l'autre quadrilatère, qui est en dehors. La figure triangulaire est limitée en dehors par la longue portion du triceps; on voit au fond de ce triangle l'artère scapulaire inférieure. La figure quadrilatère est limitée en dedans par le tendon du triceps, en dehors par l'humérus, en haut par le petit rond, en bas par le grand rond. Dans ce quadrilatère passent les vaisseaux circonflexes postérieurs et le nerf circonflexe.

2° Le grand dorsal contourne le grand rond ; il est placé en arrière du grand rond à la partie interne, au-dessous du grand rond vers sa partie moyenne, et au niveau du creux de l'aisselle il se trouve en avant de ce muscle.

§ 2. — Aponévroses de l'épaule (1) et creux de l'aisselle.

1° Aponévroses.— Les muscles de l'épaule sont revêtus d'aponévroses qui sont en connexion les unes avec les autres, et qui affectent de tels rapports avec celles des régions voisines que nous avons cru devoir décrire ici succinctement la région du creux de l'aisselle. Cette description aura pour avantage de grouper des parties qui, vues séparément, sont d'une étude plus difficile, assurément.

On trouve dans l'épaule les aponévroses deltoïdienne, sus-épineuse, sous-épineuse et sous-scapulaire.

L'*aponévrose deltoïdienne* est formée de deux feuillets, entre lesquels le deltoïde est situé. Le feuillet superficiel s'insère en haut aux insertions fixes du muscle, il se continue en bas avec l'aponévrose brachiale, en arrière avec l'aponévrose sous-épineuse, et en avant avec celle qui recouvre le grand pectoral. Le feuillet profond presque celluleux se continue aussi en arrière avec l'aponévrose sous-épineuse, et se fixe en avant à la courte portion du biceps.

L'*aponévrose sus-épineuse*, très-résistante, s'insère en dedans, en haut et en bas aux limites de la fosse sus-épineuse, et forme au sus-épineux une loge ostéo-fibreuse. En dehors elle se confond avec le ligament acromio-coracoïdien.

L'*aponévrose sous-épineuse*, résistante aussi, donne insertion comme la précédente à un grand nombre de fibres du muscle sous-jacent. Elle s'insère aussi aux limites de la fosse sous-épineuse et recouvre les muscles sous-épineux petit rond et grand rond. Elle fournit deux cloisons fibreuses, l'une entre le muscle sous-épineux et les deux autres, l'autre entre le petit rond et le grand rond. Tous ces muscles prennent des insertions sur ces cloisons fibreuses. Vers la partie externe du muscle, cette aponévrose se dédouble pour se continuer avec l'aponévrose deltoïdienne.

L'*aponévrose sous-scapulaire* n'est qu'une lame celluleuse.

2° Creux axillaire. — De la description des muscles des régions thoraciques antérieure et latérale, du dos et de l'épaule, il résulte que tous ces muscles limitent une cavité profonde située au-dessous de la racine du membre supérieur *en dedans de l'articulation qui en est complétement séparée.*

Cette cavité a la forme d'une pyramide triangulaire creuse dans laquelle passent des vaisseaux et des nerfs principalement. Ces organes déterminent la direction de la cavité qui est oblique de haut en bas et de dedans en dehors.

(1) Voyez au musée Orfila une belle collection de préparations, armoire 37.

Le creux de l'aisselle nous présente une paroi antérieure, une paroi postérieure, une paroi interne, un bord antérieur, un bord postérieur, un bord externe, une base, un sommet et un contenu.

1° *Paroi antérieure.* — Verticale, elle sépare la fosse sous-claviculaire du creux axillaire. Elle est formée par le grand pectoral et le petit pectoral. Le premier de ces muscles forme seul le bord inférieur de cette paroi.

2° *Paroi postérieure.* — Verticale aussi, cette paroi est formée par le bord externe de l'omoplate et les muscles qui s'insèrent à la petite tubérosité du l'humérus, et à la lèvre postérieure de la coulisse bicipitale qui lui fait suite. Ces muscles sont le grand rond, le grand dorsal et le sous-scapulaire. Ce dernier muscle occupe la partie la plus élevée de cette paroi, les deux autres la partie inférieure. Le grand rond et le grand dorsal constituent aussi le bord inférieur de cette paroi au niveau de laquelle le grand dorsal contourne le grand rond en spirale.

Les parois antérieure et postérieure du creux de l'aisselle sont doublées, l'antérieure par la partie antérieure du deltoïde, la postérieure par la partie postérieure du deltoïde, par la longue portion du triceps qui est accolé à la face postérieure du grand rond et par le petit rond qui est placé derrière le triceps.

3° *Paroi interne.* — Convexe, cette paroi est formée uniquemment par le muscle grand dentelé qui est appliqué sur les côtes et les muscles intercostaux.

4° *Bord antérieur.* — Mince, il résulte de l'accolement du grand pectoral et du petit pectoral au grand dentelé. A son niveau, on peut séparer ces muscles jusqu'aux insertions des pectoraux.

5° *Bord postérieur.* — Analogue au précédent, il est formé par l'accolement du sous-scapulaire au grand dentelé ; on peut séparer les deux muscles jusqu'au bord spinal de l'omoplate.

6° *Bord externe.* — Ce bord est formé par la coulisse bicipitale à laquelle s'insèrent le grand pectoral de la paroi antérieure, le grand rond et le grand dorsal de la paroi postérieure. La longue portion du biceps y est contenue et peut être comprise dans la cavité même de la région.

7° *Base.* — La base est formée par la peau doublée d'une aponévrose résistante.

8° *Sommet.* — Le sommet est situé en haut et en dedans, il est triangulaire et limité par le premier espace intercostal, la clavicule et le bord supérieur du sous-scapulaire. Il est fermé par les vaisseaux sous-claviers et les nerfs du plexus brachial.

Le *contenu* du creux de l'aisselle est constitué 1° par le coraco-brachial et la courte portion du biceps accolés à la paroi antérieure et près du bord externe ; 2° par les nerfs du plexus brachial qui descendent obliquement du sommet à la base où ils se séparent; 3° par les vaisseaux axillaires obliques dans le même sens; 4° par des vaisseaux et des ganglions lymphatiques nombreux; 5° par un tissu cellulaire abondant qui réunit entre eux ces nombreux organes et qui se prolonge, en haut du côté du thorax et du cou avec les nerfs et les vaisseaux, en bas avec les nerfs et les vaisseaux du côté du bras, en avant et en arrière avec les interstices celluleux qui séparent les muscles.

De nombreuses *aponévroses* entrent dans la constitution de cette région. A la paroi inférieure, ou base, on trouve une aponévrose horizontalement étendue et qui se confond : en dehors, avec l'aponévrose brachiale; en dedans, avec la lamelle celluleuse qui recouvre le grand dentelé, tandis qu'en avant et en arrière, elle contourne le bord inférieur des muscles grand pectoral et grand dorsal pour se confondre avec l'aponévrose superficielle de ces muscles dont la contraction détermine sa tension. L'aponévrose clavi-axillaire, déjà décrite, et connue dans sa moitié inférieure sous le nom de *ligament suspenseur de l'aisselle* depuis Gerdy, est située derrière le grand pectoral, elle descend de la clavicule, et après avoir enveloppé dans son redoublement le petit pectoral, elle s'insère perpendiculairement sur la face supérieure de l'aponévrose de la base de cette cavité.

§ 3. — Muscles du bras (1).

Région antérieure...........	Biceps.
	Brachial antérieur.
	Coraco-brachial.
Région postérieure..........	Triceps.

Dissection. — Cette préparation est des plus simples. On continue l'incision verticale de l'épaule jusqu'à l'épicondyle, en ayant soin de ne pas comprendre l'aponévrose dans la section. On disséquera en dehors et en dedans les deux lambeaux, et l'on étudiera l'aponévrose brachiale avec les nerfs et les vaisseaux qui la traversent. Il est bon, dans cette préparation, de conserver les veines sous-cutanées et les nerfs qu'on ne peut étudier qu'avec l'aponévrose. L'aponévrose, ses prolongements, son mode de continuité avec celles de l'aisselle et de l'épaule en haut, et de l'avant-bras en bas étant connus, il faut l'enlever et procéder à l'étude des muscles qui se trouvent préparés et qu'on n'a plus qu'à séparer. Nous ne saurions recommander ici aux élèves une manière de procéder qu'ils n'emploient pas ordinairement. Pour étudier les nombreux rapports de ces muscles, il faut les diviser, pour chacun d'eux, s'il y a lieu, en trois

(1) Voyez au musée Orfila les préparations de M. Sucquet, armoire 39.

parties : 1° rapport des muscles à l'épaule ; 2° rapport des muscles au bras ; 3° rapport des muscles à l'avant-bras. Ce conseil s'applique également à l'étude de tous les autres muscles qui occupent plusieurs régions à la fois. Les auteurs suivent bien cette marche, mais ils ne font pas assez remarquer aux élèves, à notre sens du moins, qu'il est important de procéder ainsi quand on veut retenir les rapports des muscles que l'on dissèque.

I. — Biceps.

Le plus superficiel des muscles de la région, bifurqué en haut, simple en bas ; il est le muscle satellite de l'artère humérale.

Insertions fixes. — 1° Par sa courte portion au sommet de l'apophyse coracoïde en se confondant avec le tendon du coraco-brachial ; 2° par sa longue portion à la partie supérieure de la cavité glénoïde de l'omoplate.

De là, les fibres de la courte portion se portent verticalement en bas. Quant à la longue portion, son tendon long et grêle contourne la tête de l'humérus en la recouvrant et vient glisser dans la coulisse bicipitale ; les fibres se dirigent ensuite verticalement et se confondent avec celles de la courte portion.

Insertion mobile. — A la tubérosité bicipitale du radius, dans sa moitié postérieure (son tendon glisse au moyen d'une séreuse sur la moitié antérieure de la tubérosité), et par une expansion fibreuse de son tendon à la partie interne et supérieure de l'aponévrose antibrachiale.

Rapports. — 1° *Au niveau de l'épaule.* La courte portion est parallèle au coraco-brachial. Elle est placée en avant du sous-scapulaire du grand dorsal et du grand rond, en arrière du grand pectoral et du deltoïde.

La longue portion est située dans l'articulation même, puis dans la coulisse bicipitale où elle glisse au moyen d'une expansion séreuse de la synoviale articulaire, entre les tendons du grand dorsal et du grand rond en arrière, et du grand pectoral en avant.

En dedans, les deux portions sont en rapport avec les vaisseaux et les nerfs du creux axillaire.

2° *Au bras*, le biceps est en rapport : *en avant*, avec l'aponévrose et la peau ; *en arrière*, avec le brachial antérieur dont il est séparé par le nerf musculo-cutané et en dedans par l'artère humérale, les veines humérales et le nerf médian ; il recouvre aussi l'humérus. *En dehors*, il est en rapport avec l'aponévrose, la peau et la veine céphalique qui longe son bord externe ; *en dedans*, avec l'aponévrose, la peau et la veine basilique qui longe son bord interne.

Les rapports du biceps avec le faisceau vasculo-nerveux du bras sont variables ; ils sont tels que nous les avons décrits chez les sujets bien musclés. Chez les vieillards et les sujets dont les muscles sont peu développés, les vaisseaux sont placés en dedans du biceps et l'artère bat en dedans, sous la peau.

3° *A l'avant-bras*, le biceps s'enfonce entre les muscles de la région antérieure qui sont en dedans, et les muscles de la région externe qui sont en dehors. Là, il est en rapport : en dedans, avec le rond pronateur, le fléchisseur commun superficiel des doigts ; en dehors, avec le long supinateur et le court supinateur ; en avant, avec l'interstice celluleux qui sépare le rond pronateur du long supinateur ; en arrière, avec le tendon du brachial antérieur.

Superficiellement, le biceps est séparé : en dehors, du long supinateur par la veine médiane céphalique ; en dedans, du rond pronateur par la veine médiane basilique.

Profondément, on trouve en dedans de son tendon, l'artère humérale, la veine humérale, le nerf médian, au moment où ils passent dans l'avant-bras ; l'expansion aponévrotique de son tendon sépare l'artère humérale de la veine médiane basilique.

Action. — Il agit principalement sur l'avant-bras, qu'il fléchit sur le bras. Il porte le radius dans la supination quand il est préalablement mis dans la pronation. Par sa courte portion, il est adducteur du bras, et élévateur par sa longue portion.

II. Brachial — antérieur.

Situé au-dessous du précédent.

Insertions fixes. — Il s'insère en haut, sur l'humérus, au-dessous de l'empreinte deltoïdienne qu'il embrasse ; à la face externe de l'humérus, à sa face interne et aux cloisons aponévrotiques qui le séparent en dedans et en dehors du triceps.

Insertion mobile. — A la face inférieure de l'apophyse coronoïde du cubitus.

Rapports. — *En avant*, avec le biceps dont il est séparé par le nerf musculo-cutané : les veines humérales, l'artère humérale et le nerf médian sont en dedans et en avant ; *en arrière*, avec l'humérus, l'articulation huméro-cubitale et le triceps qui déborde de chaque côté ; *en dehors*, à la partie supérieure avec l'aponévrose et la peau, et à la partie inférieure avec le long supinateur dont il est séparé par le nerf radial et l'artère humérale profonde; *en dedans*, avec le coraco-brachial, l'aponévrose et la peau.

Action. — Fléchisseur de l'avant-bras.

III. — Coraco-brachial.

Situé à la partie interne.

Insertion fixe. — Au sommet de l'apophyse coracoïde en se confondant avec la courte portion du biceps.

Insertion mobile. — A la partie moyenne de la face interne de l'humérus sur une surface rugueuse.

Rapports. — Contenu comme la courte portion du biceps dont il partage les rapports, dans le creux de l'aisselle, il est traversé par le nerf musculo-cutané, d'où le nom de *muscle perforé de Casserius*. Il est en rapport : *en avant*, avec le deltoïde en haut, avec le grand pectoral en bas ; *en arrière*, avec les tendons du sous-scapulaire, du grand dorsal et du grand rond ; et *en dedans*, avec les vaisseaux et les nerfs du creux axillaire.

Action. — Adducteur du bras.

IV. — Triceps.

Muscle qui occupe seul la région postérieure du bras.

Insertions fixes. — En haut, il se divise en trois portions.

1° La longue portion s'insère au-dessous de la cavité glénoïde de l'omoplate sur une surface triangulaire rugueuse ;

2° La portion moyenne, à toute la face postérieure de l'humérus dans la partie située au-dessus de la gouttière de torsion, et sur la cloison aponévrotique externe qui le sépare du brachial antérieur et du deltoïde : c'est le *vaste externe*.

3° La courte portion s'insère à toute la partie de la face postérieure de l'humérus, située au-dessous de la gouttière de torsion et à la cloison aponévrotique qui le sépare du brachial antérieur. Cette portion constitue le *vaste interne*.

De là ses fibres se dirigent en bas et convergent vers un gros tendon aplati.

Insertion mobile. — A la face postérieure de l'olécrâne, sur sa moitié inférieure et sur les deux bords rugueux de cette apophyse, on trouve là deux bourses séreuses destinées à favoriser le glissement du tendon, l'une entre le tendon et l'olécrâne, l'autre entre le tendon et la peau.

Rapports. — 1° A l'épaule, il est situé en avant du petit rond, en arrière du grand. Il sépare le triangle interne au fond duquel sont les vaisseaux sous-scapulaires, du quadrilatère qui loge les vaisseaux circonflexes. A ce niveau il est recouvert par le deltoïde.

2° Au bras, il est en rapport : en arrière, avec l'aponévrose et la peau ; *en avant*, avec l'humérus, le nerf radial et l'artère humérale profonde, avec le brachial antérieur et le long supinateur qui débordent l'humérus en dehors, et le brachial antérieur qui le déborde en dedans. Le nerf cubital est situé dans sa gaîne derrière la cloison aponévrotique interne.

Action. — Extenseur de l'avant-bras ; adducteur du bras par sa longue portion.

§ 4. — Aponévrose du bras (1).

L'aponévrose brachiale forme une gaîne commune aux muscles du bras. Elle est plus épaisse en dehors qu'en dedans.

Face superficielle.— Elle est en rapport avec le tissu cellulaire sous-cutané. On y trouve en avant et dans la moitié inférieure la veine basilique et le nerf brachial cutané interne qui perforent l'aponévrose au milieu du bras ; dans toute son étendue la veine céphalique est placée en avant et en dehors.

Face profonde.— Elle envoie des prolongements qui forment des gaînes complètes aux muscles biceps, brachial antérieur, coraco-brachial et triceps d'une part, et aux vaisseaux et nerfs du bras d'autre part. La gaîne cellulo-fibreuse qui renferme les vaisseaux et le nerf médian fait communiquer le tissu cellulaire du pli du coude avec celui de l'aisselle, elle est l'analogue de la gaîne des vaisseaux fémoraux. Parmi les cloisons qui se détachent de l'aponévrose brachiale pour séparer les muscles, on en remarque deux principales, la cloison *intermusculaire externe* et la *cloison intermusculaire interne*. La première se détache de l'aponévrose brachiale

(1) Voyez au musée Orfila, armoire 37, une belle collection (MM. Fano, Béraud, Verneuil, Boulard).

et se porte sur le bord externe de l'humérus. Elle est épaisse à la partie inférieure où elle sépare le long supinateur et le brachial antérieur du triceps, auxquels elle fournit des insertions. En haut, elle se perd insensiblement et se termine sur la lèvre externe de la coulisse bicipitale, selon M. Cruveilhier. La seconde, analogue à la précédente, se détache de l'aponévrose et se fixe au bord interne de l'humérus. Elle aussi est très-épaisse en bas et se perd insensiblement en haut, sur la lèvre interne de la coulisse bicipitale. Elle donne insertion en bas au brachial antérieur et au triceps. Sa face postérieure est côtoyée par le nerf cubital. Ces deux cloisons et l'aponévrose brachiale divisent le bras en deux loges musculaires : l'une postérieure pour le triceps, l'autre antérieure pour les autres muscles du bras.

Extrémité supérieure. Elle se confond avec l'aponévrose deltoïdienne en dehors, avec l'aponévrose de la base du creux de l'aisselle en dedans, avec l'aponévrose sous-épineuse en arrière et avec celle du grand pectoral en avant.

Extrémité inférieure. — Elle se confond avec l'aponévrose anti-brachiale, et elle prend insertion à l'épitrochlée et à l'épicondyle (voyez l'*aponévrose anti-brachiale*). La structure de l'aponévrose brachiale comprend deux ordres de fibres : des fibres verticales nombreuses, et des fibres circulaires plus rares; elles s'entrecroisent régulièrement.

§ 5. — Muscles de l'avant-bras (1).

RÉGION ANTÉRIEURE. 8 MUSCLES DIVISÉS EN 4 COUCHES.

Première couche. — Rond pronateur. Grand palmaire. Petit palmaire. Cubital antérieur.
Deuxième couche. — Fléchisseur superficiel des doigts.
Troisième couche. — Fléchisseur profond des doigts. Fléchisseur propre du pouce.
Quatrième couche. — Carré pronateur.

RÉGION POSTÉRIEURE. 8 MUSCLES DIVISÉS EN 2 COUCHES.

Couche superficielle. — Extenseur commun des doigts. Extenseur propre du petit doigt. Cubital postérieur. Anconé

(1) Voyez au musée Orfila, armoires 39 et 39 *bis*, les préparations de MM. Sucquet et E. Beau.

Couche profonde. — Long abducteur du pouce. Court extenseur du pouce. Long extenseur du pouce. Extenseur propre de l'index.

RÉGION EXTERNE. 4 MUSCLES.

Long supinateur, premier radial externe, deuxième radial externe. Court supinateur.

Ces muscles sont superposés.

Dissection et considérations générales. — Si l'on veut bien fixer ses idées sur les muscles de cette région, il importe, avant de la préparer, d'étudier avec soin les diverses couches qu'ils forment. Cette manière de procéder facilite l'étude des rapports.

Au nombre de 20, les muscles de l'avant-bras forment trois groupes ou régions. Avant d'indiquer la dissection de ces muscles, nous dirons quelques mots de leur disposition générale qui en rendront l'étude plus facile. Tout le monde sait que tous les muscles extenseurs se trouvent dans la région postérieure, tandis que les muscles fléchisseurs sont placés en avant. Nous ferons remarquer, pour les régions antérieure et postérieure, que les cinq muscles superficiels de la région antérieure s'insèrent à l'épitrochlée par un tendon commun, et que les quatre muscles superficiels de la région postérieure s'insèrent à l'épicondyle par un tendon commun. Les premiers sont connus sous le nom de *muscles épitrochléens*, les autres sont les *muscles épicondyliens*. Le tendon commun de ces deux groupes de muscles se fixe aux tubérosités interne et externe de l'humérus. Il est très-fort, et il s'épanouit en un grand nombre de feuillets qui se dirigent en bas, les uns recouvrant les muscles, les autres s'insinuant entre eux, de sorte qu'on pourrait les comparer à des cornets aponévrotiques dont les sommets seraient confondus à un point osseux. Ces feuillets ne sont que des cloisons aponévrotiques donnant insertion aux fibres des muscles correspondants qui, trop nombreux pour s'insérer ensemble à l'os, s'implantent sur les faces de ces feuillets.

Les muscles de la première et de la deuxième couche de la région antérieure s'insèrent à l'épitrochlée, ceux de la troisième s'implantent à la face antérieure des deux os de l'avant-bras, celui de la quatrième occupe le quart inférieur de ces deux os. Ceux de la région postérieure présentent ceci de particulier : 1° ceux de la couche superficielle s'implantent tous à l'épicondyle et se dirigent en bas et en dedans ; 2° ceux de la couche profonde s'insèrent tous à la face postérieure des os de l'avant-bras et du ligament interosseux, et ils se dirigent tous comme un seul muscle en bas et en dehors. Ceux de la région externe sont superposés. Ils s'insèrent tous à l'épicondyle et au bord externe de l'humérus. Le plus profond est le plus court, et à mesure qu'on se rapproche de la peau leur longueur augmente.

Si l'on examine l'insertion inférieure de ces muscles, on voit que parmi les 20 muscles de l'avant-bras, 8 se portent aux phalanges, 3 fléchisseurs en avant, 5 extenseurs en arrière ; 5 aux métacarpiens : grand palmaire cubital postérieur, radiaux externes et long abducteur du pouce ; 5 s'insèrent aux os de l'avant-bras, rond pronateur, carré pronateur : court supinateur, long supinateur, anconé ; les deux derniers se portent au carpe, e cubital antérieur au pisiforme et le petit palmaire à l'aponévrose palmaire, devant le ligament annulaire du carpe.

De même que pour le bras, après avoir pratiqué une incision verticale et séparé la peau de toute la surface de l'avant-bras, on doit étudier en premier lieu l'aponévrose antibrachiale, dont la connaissance approfondie aide considérablement à la description des muscles. Il faut, autant que possible, conserver avec elle les vaisseaux et nerfs nombreux qui recouvrent la couche superficielle, surtout au pli du coude. (Voyez *Aponévrose antibrachiale*). Celle-ci étant connue, pour procéder à la dissection des parties profondes, il faut bien être convaincu de ces mots : *cette région est une de celles où les muscles ne sont qu'accolés*. Il suffit donc de les séparer, ni plus ni moins. Ici le manche du scalpel et le doigt de l'anatomiste sont beaucoup plus utiles que le tranchant. Il ne faut pas non plus enlever l'aponévrose antibrachiale à la partie supérieure, ni séparer les muscles à ce niveau, car ceux-ci prennent de nombreuses insertions et sur l'aponévrose antibrachiale, et sur les cloisons qui les séparent les uns des autres. On doit disséquer avec soin les gaînes fibreuses qui recouvrent les tendons de ces muscles, examiner celles qui sont plus ou moins résistantes, communes à plusieurs tendons ou propres à un seul. On pourra étudier les séreuses qui facilitent le glissement des tendons au niveau du poignet avec l'insufflation, et mieux avec des injections colorées ; enfin, dans la dissection de l'avant-bras, il faut conserver les nerfs et les vaisseaux. Il est facile de suivre ce conseil et l'on y trouve plusieurs avantages, entre autres celui d'avoir toujours sous les yeux ces organes pendant qu'on étudie les muscles, celui d'avoir une préparation plus complète, etc., etc.

I. — Rond pronateur.

Le plus externe de la couche superficielle.

Insertions fixes. — Dans une étendue de 2 centimètres, à la partie inférieure du bord interne de l'humérus, à l'épitrochlée par le tendon commun et aux cloisons aponévrotiques qui le séparent du fléchisseur sublime et du grand palmaire ; à l'aponévrose anti-brachiale qui le recouvre et par un faisceau à l'apophyse coronoïde du cubitus. De là il se dirige obliquement en bas et en dehors, s'enroule autour du radius par un tendon mince et large de 3 centimètres environ.

Insertion mobile. — A la partie moyenne de la face externe du radius sur une empreinte rugueuse.

Rapports. — *En avant*, avec l'aponévrose et la peau ; *en arrière*, avec le fléchisseur superficiel ; *en dedans*, avec le grand palmaire ; *en dehors*, avec le tendon du biceps, et superficiellement avec la veine médiane basilique. Le nerf médian passe entre ses deux faisceaux supérieurs. Au niveau de son tendon inférieur, il est recouvert par l'artère et les veines radiales, et par le long supinateur qui forme avec lui les deux côtés d'un V dans lequel s'enfonce le biceps au pli du bras.

Action.— Pronateur.

II. — Grand palmaire.

Muscle allongé, situé en dedans du précédent.

Insertions fixes. — A l'épitrochlée par le tendon commun, aux cloisons aponévrotiques qui le séparent du petit palmaire, du rond pronateur, du fléchisseur sublime, et à l'aponévrose anti-brachiale qui le recouvre. De là il se dirige obliquement en dehors et en bas, et traverse une gouttière spéciale du carpe.

Insertion mobile. — A la partie antérieure de l'extrémité supérieure du deuxième métacarpien.

Rapports. — 1° *A l'avant-bras : en avant*, avec l'aponévrose et la peau ; *en arrière*, avec le fléchisseur sublime et le carré pronateur; *en dehors*, avec le rond pronateur en haut et le long supinateur en bas : il est séparé du long supinateur par un espace déprimé en forme de gouttière, au fond duquel on sent battre l'artère radiale; *en dedans*, avec le petit palmaire..

2° *Au carpe*, il est placé dans une gaîne ostéo-fibreuse profondément située et formée par le trapèze et le scaphoïde, dans laquelle il glisse au moyen d'une séreuse spéciale.

Action.— Fléchisseur de la main sur l'avant-bras.

III. — Petit palmaire.

Petit muscle qui manque quelquefois. Charnu dans son quart supérieur, tendineux dans le reste de son étendue.

Insertions fixes.— A l'épitrochlée, aux aponévroses qui le séparent du cubital antérieur, du grand palmaire et du fléchisseur sublime et à l'aponévrose anti-brachiale. De là il se dirige en bas et un peu en dehors, et il passe en avant du ligament annulaire antérieur du carpe.

Insertion mobile. — Il s'insère à l'aponévrose palmaire qu'il semble former par son expansion.

Action. — Tenseur de l'aponévrose palmaire; fléchisseur de la main sur l'avant-bras.

Rapports. — *En avant*, avec l'aponévrose et la peau; *en arrière*, avec le fléchisseur sublime; *en dehors*, avec le grand palmaire: *en dedans*, avec le cubital antérieur.

Action. — Tenseur de l'aponévrose palmaire; fléchisseur de la main.

IV. — Cubital antérieur.

Insertions fixes. — En haut à l'épitrochlée, aux cloisons aponévrotiques qui le séparent du fléchisseur superficiel et du petit palmaire, à l'aponévrose anti-brachiale, au bord interne de l'olécrâne, à la partie supérieure du bord postérieur du cubitus, et un peu à sa face interne. De là il se dirige verticalement en bas, et se termine par un tendon qui passe devant l'apophyse styloïde du cubitus.

Insertion mobile. — Au pisiforme.

Rapports. — Recouvert par l'aponévrose et la peau, il recouvre le fléchisseur superficiel et le fléchisseur profond des doigts. En dehors, il est en rapport avec le petit palmaire en haut, et avec les vaisseaux et nerfs cubitaux en bas.

A son extrémité supérieure, il forme une arcade fibreuse sous laquelle passe le nerf cubital qui reste accolé à sa face profonde.

Action. — Adducteur de la main et fléchisseur.

V. — Fléchisseur superficiel ou sublime.

Insertions fixes. — En haut par le tendon commun à l'épitrochlée, à la moitié supérieure du bord antérieur du radius, aux rugosités qui se remarquent au-dessous de l'apophyse coronoïde du cubitus, et à l'aponévrose qui le sépare des muscles de la couche superficielle.

De là ses fibres se dirigent verticalement en bas et se divisent en quatre faisceaux, qui passent dans la gouttière du carpe et divergent à la main pour se porter aux quatre derniers doigts.

Insertions mobiles. — Ces tendons s'insèrent par deux faisceaux aux bords de la deuxième phalange.

Rapports. — 1° *A l'avant-bras* : *en arrière*, avec le fléchisseur fond et le fléchisseur propre du pouce, avec le nerf médian, l'artère et la veine cubitale qui le séparent du fléchisseur profond; *en avant*, avec les quatre muscles de la couche superficielle, entre lesquels ce muscle est en rapport avec l'aponévrose et la peau; *en dedans*, avec le cubital antérieur; *en dehors*, avec le rond pronateur et le long supinateur.

2° *Au carpe*, il est en rapport : *en arrière*, avec les tendons du fléchisseur profond; *en avant*, avec le ligament annulaire antérieur du carpe; *en dehors*, avec le nerf médian.

3° *A la main*, ses tendons sont en rapport : *en arrière*, avec les tendons du fléchisseur profond; *en avant*, avec l'arcade palmaire superficielle, les filets nerveux du médian, du cubital, l'aponévrose et la peau. Au niveau de l'articulation métacarpo-phalangienne chaque tendon s'aplatit, se creuse d'une gouttière et présente un orifice dans lequel passe le tendon du fléchisseur profond. Puis le tendon se réunit et se divise de nouveau pour se fixer sur les deux bords de la deuxième phalange des quatre derniers doigts.

VI. — Fléchisseur profond des doigts.

Situé à la partie interne de la troisième couche.

Insertions fixes. — A la face antérieure du cubitus dans ses trois cinquièmes moyens, à la moitié interne du ligament interosseux, à la face interne et au bord postérieur du cubitus.

De là ses fibres se dirigent verticalement en bas et se divisent en quatre faisceaux qui viennent passer ensemble dans la gouttière du carpe, et se séparent ensuite au niveau du métacarpe pour se rendre aux quatre derniers doigts.

Insertion mobile. — En bas, par un seul faisceau à l'extrémité supérieure de la dernière phalange des quatre derniers doigts.

Rapports. — 1° *A l'avant-bras : en arrière*, avec le cubitus, le ligament interosseux et le carré pronateur; *en avant*, avec le fléchisseur sublime dont il est séparé par le nerf médian, l'artère qui l'accompagne et par l'artère et les veines cubitales; *en dedans*, avec l'aponévrose, la peau et le nerf cubital; *en dehors*, avec le fléchisseur propre du pouce.

2° *Au carpe*, ses tendons sont en rapport : *en arrière*, avec les articulations et les os; *en avant*, avec les quatre tendons du fléchisseur superficiel.

3° *A la main : en arrière*, avec les métacarpiens, les muscles interosseux et l'arcade palmaire profonde ; *en avant*, avec les tendons du fléchisseur sublime ; *en dehors*, avec les muscles lombricaux correspondants.

Au niveau de l'articulation métacarpo-phalangienne il traverse les tendons du fléchisseur superficiel.

VII. — Fléchisseur propre du pouce.

Insertions fixes. — A la face antérieure du radius, dans ses deux tiers supérieurs, et à la moitié externe du ligament interosseux. De là ses fibres se dirigent en bas, passent dans la gouttière du carpe, traversent les muscles de l'éminence thénar.

Insertion mobile. — A l'extrémité supérieure de la dernière phalange du pouce.

Rapports. — 1° *A l'avant-bras : en arrière*, avec le radius, le ligament interosseux, le carré pronateur ; *en avant* et *en dehors*, avec le fléchisseur sublime ; *en dedans*, avec le fléchisseur profond.

2° *Au carpe*, il passe dans la gouttière du carpe en arrière du nerf médian et en dehors des tendons du fléchisseur profond.

3° *A la main*, entre les deux faisceaux du court fléchisseur du pouce.

VIII. — Carré pronateur.

Muscle quadrilatère situé à la partie inférieure de l'avant-bras.

Insertions fixes. — A la face antérieure et au bord antérieur du cubitus, à la face antérieure du ligament interosseux, dans son quart inférieur.

De là il se dirige un peu obliquement en bas et en dehors.

Insertion mobile. — Au quart inférieur de la face antérieure et du bord antérieur du radius.

Rapports. — *En arrière*, avec les os de l'avant-bras, le ligament interosseux et l'artère interosseuse antérieure.

En avant, avec les muscles de la troisième couche et avec l'artère radiale qui recouvre sa partie externe.

Action. — Pronateur.

IX. — Extenseur commun des doigts.

Insertions fixes. — En haut, à l'épicondyle par le tendon commun, à l'aponévrose anti-brachiale qui le recouvre et à la cloison aponévrotique qui le sépare de l'extenseur propre du petit doigt.

De là ses fibres se dirigent en bas, et se divisent en quatre faisceaux qui s'écartent au niveau du métacarpe pour aller s'insérer aux quatre derniers doigts.

Insertion mobile. — Chaque tendon de l'extenseur commun, arrivé au niveau de la première phalange, s'aplatit et se divise en trois languettes, une médiane qui s'insère à l'extrémité supérieure de la deuxième phalange, et deux latérales qui s'insèrent à l'extrémité supérieure de la troisième phalange.

Rapports.— *En arrière*, avec l'aponévrose et la peau ; *en avant*, avec le court supinateur et les quatre muscles de la couche profonde; *en dedans*, avec l'extenseur propre du petit doigt ; *en dehors*, avec les radiaux.

Action. — Extenseur.

X. — Extenseur propre du petit doigt.

Insertions. — A l'épicondyle et aux cloisons qui le séparent des muscles voisins. Il se dirige obliquement en bas et en dedans et vient s'insérer sur le petit doigt, en se confondant avec l'extenseur commun des doigts.

XI. — Cubital postérieur.

Insertions fixes. — A l'épicondyle, à l'aponévrose anti-brachiale.

De là ses fibres se dirigent en bas et en dedans.

Insertion mobile. — Extrémité supérieure du cinquième métacarpien.

Rapports.— *En arrière*, avec l'aponévrose et la peau ; *en avant*, avec les muscles de la couche profonde.

Au niveau du carpe, il passe dans une gouttière que lui forme le ligament annulaire.

Action. — Adducteur ; extenseur de la main.

XII. — Anconé.

Muscle triangulaire.

Insertion fixe. — Epicondyle.

De là il se dirige en bas et en dedans.

Insertion mobile. — A une facette triangulaire que l'on remarque à la partie supérieure de la face postérieure du cubitus.

Rapports. — Il recouvre le court supinateur, l'articulation huméro-cubitale ; il est recouvert par l'aponévrose et la peau.

Il semble se continuer en haut avec le vaste externe du triceps.

Action. — Extenseur de l'avant-bras sur le bras.

XIII, XIV, XV, XVI. — Long abducteur du pouce ; court extenseur du pouce ; long extenseur du pouce ; extenseur propre de l'index.

Ces quatre muscles peuvent être considérés comme un seul muscle dirigé obliquement de haut en bas et de dedans en dehors.

Insertions fixes. — En haut, ensemble à la face postérieure du cubitus et à la face postérieure du ligament interosseux.

Les deux premiers s'insèrent en outre sur la face postérieure du radius. De là ils se dirigent obliquement en bas et en dehors.

Insertions mobiles. — Ils se divisent en bas en quatre faisceaux.

Le premier faisceau, *long abducteur du pouce*, va s'insérer à l'extrémité supérieure du premier métacarpien.

Le deuxième faisceau, *court extenseur du pouce*, va à l'extrémité supérieure de la première phalange du pouce.

Le troisième faisceau, *long extenseur du pouce*, à la deuxième phalange du pouce.

Le quatrième faisceau, *extenseur propre de l'index*, va s'insérer à l'index en confondant son tendon avec celui de l'extenseur commun.

Rapports. — 1° *A l'avant-bras*, ces quatre muscles recouvrent les deux os et le ligament interosseux.

Ils sont recouverts par les muscles de la couche superficielle.

2° *Au carpe*, leurs tendons passent dans les gouttières de l'extrémité inférieure du radius, le long abducteur et le court extenseur du pouce dans la gouttière qui se trouve en dehors de l'apophyse styloïde, les deux autres dans la gouttière interne. (Leur action est celle qu'indique leur nom.)

Ils glissent là dans des gaînes fibreuses au moyen de séreuses.

3° *A la main*, ils recouvrent les articulations et les os.

On nomme *tabatière anatomique* un creux qui se remarque sur le bord radial de l'articulation du poignet et qui est limité en dedans par le tendon du long extenseur du pouce, en dehors par les tendons du long adducteur et du court extenseur du pouce.

XVII. — Long supinateur.

Insertions fixes. — Sur le bord externe de l'humérus, dans une étendue de 5 à 6 centimètres, au-dessous de la gouttière de torsion, et à la cloison aponévrotique qui le sépare en arrière du triceps.

Insertion mobile. — A la base de l'apophyse styloïde du radius.

Rapports. — 1° Au bras : *en arrière*, avec le triceps dont il est séparé par une cloison aponévrotique; *en avant*, avec l'aponévrose, la peau et la veine médiane céphalique; *en dehors*, avec l'aponévrose et la peau; *en dedans*, avec le muscle brachial antérieur dont il est séparé par le nerf radial.

2° A l'avant-bras : en avant, avec l'aponévrose et la peau; en arrière, avec les muscles radiaux; en dehors, avec l'aponévrose et la peau; en dedans, avec le rond pronateur qu'il recouvre et avec lequel il constitue le V du pli du bras; il est en rapport aussi avec le grand palmaire dont il est séparé par une gouttière au fond de laquelle on trouve l'artère radiale placée en haut à sa face profonde.

Action. — Supinateur et fléchisseur de l'avant-bras sur le bras.

XVIII. — Premier radial externe.

Insertion fixe. — En haut, sur le bord externe de l'humérus, entre le long supinateur et l'épicondyle, dans une étendue de 2 à 3 centimètres.

De là il se dirige verticalement en bas.

Insertion mobile. — En arrière de l'extrémité supérieure du euxième métacarpien.

Rapports. — Recouvert par le long supinateur, il recouvre le euxième radial.

XIX. — Deuxième radial externe.

Situé au-dessous du précédent.

Insertions fixes. — A l'épicondyle par le tendon commun, et ıx aponévroses qui le séparent des muscles voisins. De là il se dirige ı bas.

Insertion mobile. — A la partie postérieure de l'extrémité ıpérieure du troisième métacarpien.

Rapports. — Recouvert par le premier radial externe, il couvre l'extenseur commun des doigts et le court supinateur.

Rapports communs aux deux radiaux. — Au niveau de xtrémité inférieure du radius, ils s'inclinent en dedans et passent ıns la coulisse moyenne, où ils glissent au moyen d'une séreuse ; recouvrent le carpe et sont croisés obliquement par les tendons ı long abducteur et du court extenseur du pouce.

Action des radiaux — Extenseurs de la main sur l'avant-bras et gèrement abducteurs.

XX. — Court supinateur.

Petit muscle situé dans les parties profondes de la région.

Insertions fixes. — Elles se font par deux faisceaux : l'un ttache à l'épicondyle par le tendon commun, l'autre à la surface angulaire rugueuse qui se remarque au-dessous de la petite cavité moïde du cubitus.

De là ses fibres se dirigent en bas et en dehors et s'enroulent autour radius.

Insertion mobile. — Aux faces postérieure et externe du radius ns le quart supérieur.

Rapports. — Il recouvre les os et les articulations correspondantes ; il est recouvert par les radiaux et l'anconé.

Action. — Supinateur et extenseur de l'avant-bras sur le bras.

§ 6. — Aponévrose de l'avant-bras (1).

L'aponévrose antibrachiale forme à l'avant-bras une enveloppe complète. Elle est deux fois plus épaisse sur la face postérieure de l'avant-bras. Elle est formée par des fibres verticales et circulaires que fortifient en haut plusieurs faisceaux de renforcement.

Son *extrémité supérieure* se confond avec l'aponévrose brachiale et prend deux points d'insertion sur l'épitrochlée et sur l'épicondyle. Elle reçoit deux expansions fibreuses parties de ces tubérosités et se dirigeant en bas en s'épanouissant, et l'expansion aponévrotique du biceps qui part du tendon de ce muscle et se porte à la partie interne et antérieure de l'aponévrose. Elle reçoit aussi une bandelette fibreuse du tendon du brachial antérieur et une autre du tendon du triceps.

Son *extrémité inférieure* s'épaissit en avant et en arrière du poignet pour former les ligaments annulaires du carpe, dont la description sera faite avec les articulations.

La *face superficielle* est séparée de la peau par le tissu cellulaire sous-cutané, dans lequel rampent les veines et nerfs superficiels de l'avant-bras.

La *face profonde* recouvre les muscles. A la partie supérieure de l'avant-bras, elle donne insertion aux fibres musculaires de nombreux muscles épitrochléens et épicondyliens, et elle envoie entre ces divers muscles des cloisons fibreuses sur lesquelles ils s'insèrent aussi. Au milieu de cette région, on voit des cloisons nombreuses se détacher de la face interne de l'aponévrose, et séparer les divers muscles de l'avant-bras. Elle adhère intimement au bord postérieur du cubitus en dedans duquel elle donne des insertions à une grande partie du cubital antérieur.

(1) Voyez au musée Orfila les préparations de l'armoire 36.

§ 7. — Muscles de la main (1).

Au nombre de 19, ces muscles occupent 3 régions :

° Région externe ou éminence thénar, 3 : Court abducteur du pouce. Court fléchisseur du pouce. Opposant.

° Région interne ou éminence hypothénar, 3 : Adducteur du petit doigt. Court fléchisseur du p. doigt. Opposant.

° Région moyenne, 13 : Palmaire cutané. 4 lombricaux. 4 interosseux palmaires, parmi lesquels nous comprenons l'adducteur du pouce. 4 interosseux dorsaux.

Nous considérons l'adducteur du pouce comme un interosseux : 1° parce u'il en occupe la place ; 2° parce qu'il est animé par le même nerf que s interosseux ; 3° parce qu'il possède une certaine analogie d'action.

Dissection. — Faites une incision circulaire autour du poignet, et deux cisions obliques partant de la précédente, et se dirigeant vers le pouce le petit doigt. Séparez avec soin la peau des muscles au niveau des deux ninences qui précèdent le pouce et le petit doigt (thénar et hypothénar). ne dissection lente conduit toujours ici à un bon résultat. Pour préparer s muscles du milieu de la main, il est bon d'avoir deux mains, l'une sur quelle on conserve tous les rapports de ces muscles avec les tendons des uscles de l'avant bras, les nerfs et les vaisseaux (elle doit être préparée mmédiatement après l'avant-bras) ; l'autre sur laquelle on ne conservera ue les muscles de la main. Pour les conserver, on enlèvera l'aponévrose lmaire, les nerfs sous-jacents et les tendons du fléchisseur superficiel es doigts que l'on coupera au moment où ils sont traversés par les tenons du fléchisseur profond. Ces derniers seront conservés pour l'étude s muscles lombricaux. Enlevez aussi les tendons des extenseurs des igts, et vous voyez à nu la face dorsale des interosseux. Il est important disséquer avec grand soin la face dorsale de la première phalange des igts et ses bords pour bien étudier la disposition des tendons des lomicaux et des interosseux. Il est indispensable, avant de faire une seule cision à la main, d'étudier cette région difficile pour se faire une idée la disposition qu'affectent entre eux les nombreux organes qui y sont ntenus.

1° Muscles des régions externe et interne.

Ces deux régions présentent entre elles une analogie frappante e les auteurs classiques, à notre avis, ne mettent pas assez en

(1) Voyez au musée Orfila, armoire 39, 39 *bis* et 41, les préparations MM. Sucquet et E. Beau.

relief. Pour nous faire comprendre, nous nous servirons des noms que M. Cruveilhier a donnés à ces muscles d'après leurs insertions et dont il nous paraît ne pas avoir aperçu tout le parti qu'on pouvait en tirer.

Examinez la main d'un squelette, vous voyez sur les bords de cette main une colonne osseuse : l'une, du côté du pouce, formée de haut en bas par le scaphoïde, le trapèze, le premier métacarpien et les phalanges; l'autre, du côté du petit doigt, formée de haut en bas par le pisiforme, l'os crochu, le cinquième métacarpien et les phalanges. Les os de chaque colonne se correspondent exactement, le scaphoïde correspond au pisiforme, le trapèze à l'os crochu, le métacarpien au métacarpien, etc. Or, il existe trois muscles qui s'insèrent sur chacune de ces colonnes osseuses.

Les trois muscles de l'éminence hypothénar correspondent aux trois muscles de l'éminence thénar, non-seulement par leurs noms, mais encore par leur situation sur la partie antérieure et surtout par leurs insertions.

Commençons par le plus profond.

I. — Opposant du pouce.

Insertions fixes. — A la face antérieure du trapèze, et à la portion voisine du ligament annulaire antérieur du carpe.

Insertion mobile. — A toute la longueur du bord externe du premier métacarpien,

II. — Opposant du petit doigt.

Insertions fixes. — A l'apophyse de l'os unciforme et à la portion voisine du ligament annulaire antérieur du carpe.

Insertion mobile. — A toute la longueur du bord interne du cinquième métacarpien.

Dans chaque région, l'opposant est le plus profond et le plus court des trois. M. Cruveilhier, d'après leurs insertions, appelle celui du pouce, muscle *trapézo-métacarpien*, et celui du petit doigt, *unci-métacarpien*. Ces quelques lignes étant étudiées, il est impossible d'oublier ces deux muscles. On se les rappellera bien mieux si l'on considère que leur action est de porter vers l'axe de la main le métacarpien sur lequel ils s'insèrent.

III. — Court fléchisseur du pouce.

Insertions fixes. — Au trapèze et à la portion voisine du ligament annulaire antérieur du carpe.

Insertion mobile.— Au bord externe de la première phalange.

IV. — Court fléchisseur du petit doigt.

Insertions fixes. — A l'apophyse de l'os unciforme et un peu la portion voisine du ligament annulaire du carpe.

Insertion mobile. — Au bord interne de la première phalange u petit doigt.

D'après ces insertions, M. Cruveilhier appelle celui du pouce, *trazo-phalangien* et celui du petit doigt *unci-phalangien*.

Ces deux muscles n'ont-ils pas comme les opposants, des insertions orrespondantes pour les deux extrémités? De plus, on voit que insertion supérieure de chacun d'eux se confond avec l'insertion ipérieure de l'opposant correspondant, de sorte que le court fléchiseur, et l'opposant du même côté forment un petit muscle biceps ont la portion commune est au carpe, l'opposant représentant la ourte portion et le fléchisseur la longue portion.

V. — Court abducteur du pouce.

Insertions fixes.— Au scaphoïde et à la portion voisine du ligaent annulaire antérieur du carpe.

Insertion mobile. — Au bord externe de la première phalange u pouce où il se confond avec le court fléchisseur.

VI. — Adducteur du petit doigt.

Insertions fixes. — A l'os pisiforme et à la portion voisine du gament annulaire antérieur du carpe.

Insertion mobile. — Au bord interne de la première phalange u petit doigt, où il se confond avec le court fléchisseur.

(Notez que ces deux muscles dont les noms ne sont pas les êmes ont la même action, si l'on considère l'axe de la main, aussi evrait-on appeler celui du pouce *adducteur*, puisqu'il porte réelleent le pouce dans l'adduction.)

Dans les deux régions thénar et hypothénar ces deux muscles sont les plus longs ; d'après leurs insertions, M. Cruveilhier les a appelés *scaphoïdo-phalangien* du côté du pouce, et *pisi-phalangien* du côté du petit doigt. Ces deux muscles sont adducteurs du doigt correspondant vers l'axe de la main. Enfin, ils se confondent en bas avec le court fléchisseur du même côté, de sorte que chacun d'eux forme avec le muscle court fléchisseur un muscle biceps, dont la portion commune est en bas, le fléchisseur représentant la courte portion et l'autre la longue portion.

Rapports et action.— L'action des opposants, du court adducteur du pouce et de l'adducteur du petit doigt est connue par la description qui précède, Nous ajouterons que le fléchisseur du petit doigt est fléchisseur, d'après M. Cruveilhier, et que le fléchisseur du pouce est adducteur. Si l'on examine les rapports, on voit qu'à l'éminence hypothénar l'opposant est le plus profond et recouvre les os, tandis qu'il est recouvert par les muscles court fléchisseur et adducteur, qui sont situés sur le même plan. L'aponévrose recouvre ces derniers. A l'éminence thénar, l'opposant est le plus profond également, et il recouvre les os, tandis qu'il est recouvert par le court abducteur. Le court fléchisseur, plus interne que lui, est placé sur le même plan.

2° Région moyenne.

I. — Palmaire cutané, ou muscle peaucier de la main.

Petit muscle quadrilatère situé à la partie supérieure de la paume de la main.

Il prend son point fixe au bord interne de l'aponévrose palmaire et par quelques fibres au scaphoïde et au trapèze. Il se porte en dedans, et il s'insère à la face profonde de la peau qui recouvre la partie supérieure de l'éminence thénar.

Il fronce la peau de cette région.

II. — Muscles lombricaux.

Petits muscles vermiformes au nombre de quatre, appelés premier, deuxième, troisième et quatrième, en comptant de dehors en dedans.

Ils sont situés devant les muscles interosseux, sur le même plan que les tendons du fléchisseur profond des doigts.

Insertions. — 1° *En haut*, ils s'insèrent sur les tendons du fléchisseur profond, au moment où ils se séparent après avoir franchi la gouttière du carpe. Cette insertion se fait sur les deux tendons correspondants, excepté pour le premier lombrical qui s'insère sur le bord externe du tendon qui va à l'index.

2° *En bas*, leur tendon se porte sur le côté externe de l'articulation métacarpo-phalangienne, et s'y confond avec les tendons des muscles interosseux correspondants.

Le troisième présente quelques variétés ; on le voit quelquefois se porter sur le côté interne de l'articulation du médius, et d'autres fois se bifurquer pour donner la moitié de son tendon au médius et la moitié à l'annulaire.

Action. — On n'est guère fixé sur l'action des lombricaux, qui ont été considérés par les divers auteurs comme fléchisseurs, extenseurs, adducteurs ou abducteurs.

III. — Muscles interosseux.

Ces muscles sont au nombre de huit, divisés en palmaires et dorsaux. Chaque groupe en renferme quatre, que l'on désigne sous le nom de premier, deuxième, troisième, quatrième de dehors en dedans. On en trouve deux dans chaque espace interosseux, un dorsal et un palmaire. Ces muscles ne peuvent être décrits l'un après l'autre sans faire reculer le plus intrépide travailleur ; du reste, leur étude en groupe est facile, et ne demande qu'un peu d'attention.

Nous commencerons par établir certaines propositions qui dépendent les unes des autres, c'est-à-dire que la première fera comprendre la seconde, etc., etc.

1° Dans l'étude de ces muscles, on considère l'axe de la main ; cet axe est formé par le médius et le troisième métacarpien.

2° Les quatre interosseux palmaires sont adducteurs des doigts vers le médius qui forme l'axe, et les quatre interosseux dorsaux sont abducteurs, c'est-à-dire qu'ils écartent les doigts du médius.

3° L'insertion fixe des interosseux palmaires et dorsaux se fait en haut sur toute la longueur des faces des métacarpiens qui constituent l'espace interosseux.

4° L'insertion mobile des interosseux palmaires et dorsaux se fait en bas : 1° à l'extrémité supérieure des premières phalanges; 2° au bord du tendon de l'extenseur commun qui recouvre la première phalange ; 3° à la face profonde de la peau qui recouvre l'espace interdigital et par quelques fibres au ligament externe de l'articulation métacarpo-phalangienne avec lequel elles se confondent.

1° Interosseux palmaires.

Ceci posé, si nous voulons chercher les insertions mobiles des interosseux palmaires, nous dirons : Ces muscles sont adducteurs des doigts vers le médius. Pour qu'ils puissent déterminer ce mouvement, il faut qu'ils s'insèrent sur le côté de la phalange et du tendon extenseur qui regarde le médius. Quant à l'insertion fixe de ces muscles, elle se fait à un seul métacarpien. Chaque interosseux palmaire s'insère en haut à toute la longueur du métacarpien sur la face correspondante au côté de la phalange qui donne des insertions, ou bien sur la face du métacarpien qui regarde l'axe.

Les muscles interosseux palmaires sont grêles, de sortent qu'ils laissent voir les interosseux dorsaux à la paume de la main.

Adducteur du pouce.— Ce muscle est vraiment le premier interosseux palmaire et il est difficile de comprendre qu'on le sépare des interosseux sous le simple prétexte qu'il a des insertions différentes. Mais nous ferons remarquer que ses insertions sont presque les mêmes. Seulement ce muscle est plus volumineux, plus fort : comme il fallait plus de force pour rapprocher le pouce de l'axe de la main. qu'il n'en faut pour les autres doigts, la nature a fait insérer ce muscle sur un point fixe, un peu éloigné du pouce, afin d'augmenter le nombre et la longueur de ses fibres. Du reste, il a la même action que les autres, et il est animé par le même nerf.

Insertions fixes.— Au bord antérieur du troisième métacarpien, dans toute son étendue, ainsi qu'au grand os.

Insertion mobile. — Au bord interne de la première phalange du pouce.

Rapports. — En arrière, et de dedans en dehors, le deuxième interosseux palmaire, le deuxième interosseux dorsal, le deuxième métacarpien, le premier interosseux dorsal; en avant, la partie interne du court fléchisseur du pouce, les tendons du fléchisseur profond des doigts et les lombricaux ; son bord inférieur sous-cutané forme le bord concave qui sépare le pouce de l'index.

Deuxième interrosseux palmaire.

Insertion fixe. — Face interne du deuxième métacarpien.

Insertion mobile. — Partie interne de l'extrémité supérieure de la première phalange de l'index.

Troisième interosseux palmaire.

Insertion fixe. — Face externe du quatrième métacarpien.

Insertion mobile. — Partie externe de l'extrémité supérieure de la première phalange de l'annulaire.

Quatrième interosseux palmaire.

Insertion fixe. — Face externe du cinquième métacarpien.

Insertion mobile. — Partie externe de l'extrémité supérieure de la première phalange du petit doigt.

2° Interosseux dorsaux.

Voulons-nous déterminer l'insertion mobile des interosseux dorsaux, nous dirons : Ces muscles sont abducteurs des doigts qu'ils éloignent du médius (axe). Pour qu'ils puissent déterminer ce mouvement, il faut (puisqu'il y en a quatre et que le petit doigt et le pouce ont leur abducteur) que deux s'insèrent sur les côtés de la première phalange du médius, où l'action de l'un fait équilibre à l'action de l'autre, et que les deux autres s'insèrent sur les deux doigts voisins au côté de la première phalange opposé à celui qui regarde le médius. Quant à l'insertion fixe de ces muscles, elle se fait aux deux métacarpiens qui constituent l'espace interosseux. Chaque interosseux dorsal s'insère en haut sur toute la face du métacarpien située du même côté que celui de la phalange sur lequel il prend son insertion mobile et sur la moitié postérieure de la face du métacarpien opposé (en arrière de l'insertion des interosseux palmaires). Ces muscles interosseux dorsaux sont larges par conséquent et remplissent complétement l'espace interosseux du côté de la face dorsale.

Premier interosseux dorsal.

Insertions fixes.— Face externe du deuxième métacarpien et demi-premier métacarpien.

Insertion mobile. — Bord externe de la première phalange de l'index.

Deuxième interosseux dorsal.

Insertions fixes.— Face externe du troisième métacarpien et demi-face interne du deuxième.

Insertion mobile. — Bord externe de la première phalange du médius.

Troisième interosseux dorsal.

Insertions fixes. — Face interne du troisième métacarpien et demi-face externe du quatrième.

Insertion mobile. — Bord interne de la première phalange du médius.

Quatrième interosseux dorsal.

Insertions fixes. — Face interne du quatrième métacarpien et demi-face externe du cinquième.

Insertion mobile. — Bord interne de la première phalange de l'annulaire.

Remarquez que le médius reçoit deux interosseux dorsaux et qu'il ne reçoit aucun interosseux palmaire.

La description des muscles interosseux serait incomplète si nous n'avions soin d'ajouter qu'ils ne sont pas seulement adducteurs et abducteurs, mais encore extenseurs. Ils sont directement extenseurs de la deuxième et de la troisième phalange, le tendon de l'extenseur commun des doigts étant principalement extenseur de la première phalange et très accessoirement des deux autres.

Cette action, qui s'explique par les fibres que les interosseux donnent aux bords des tendons de l'extenseur commun, est mise en évidence dans la paralysie atrophique des muscles interosseux. On voit, en effet, lorsque cette paralysie est complète, la main prendre l'aspect d'une griffe; alors les premières phalanges sont toutes étendues sur les métacarpiens par l'extenseur commun, tandis que les deuxième et troisième phalanges se fléchissent vers la face palmaire où elles sont sollicitées par les fléchisseurs des doigts. On peut dire encore que les interosseux sont les antagonistes des fléchisseurs des doigts.

§ 8. — Aponévroses de la main.

Ces aponévroses se rencontrent à la face dorsale et à la face palmaire de la main. Elles se continuent en haut avec les ligaments annulaires antérieur et postérieur du carpe qui seront étudiés avec les articulations.

1° *Aponévrose dorsale du métacarpe.*

On appelle ainsi l'aponévrose du dos de la main. Elle est mince et située entre les tendons des extenseurs et les vaisseaux et nerfs sous-cutanés. Elle se continue en haut avec le ligament annuire postérieur du carpe et se termine insensiblement en bas et sur s côtés.

2° *Aponévrose palmaire.*

Cette aponévrose, qui occupe la paume de la main, présente trois rtions, une portion externe assez mince qui recouvre l'éminence énar dont elle enveloppe chaque muscle, une portion interne semable à la précédente et qui se comporte de même avec les muscles l'éminence hypothénar, et une portion moyenne ou aponévrose lmaire proprement dite.

Cette aponévrose est triangulaire et occupe le milieu de la paume la main. Sa *face antérieure* est en rapport avec la peau, à laquelle le adhère par des prolongements fibreux très-résistants. Sa *face stérieure* recouvre les nerfs cubital et médian, les tendons des fléisseurs, les lombricaux et l'arcade palmaire superficielle. Le *somet* de cette aponévrose est placé en haut, où il se confond avec s fibres du tendon du petit palmaire et du ligament annuire antérieur du carpe. La *base* correspond à une ligne qui réunirait xtrémité inférieure des quatre derniers métacarpiens. Là elle se vise en huit languettes qui se portent sur les côtés de l'articulation étacarpo-phalangienne des quatre derniers doigts et se confondent partie avec les ligaments latéraux. Ces languettes forment à ce veau sept arcades, quatre au niveau de la racine des doigts pour isser passer les tendons des fléchisseurs, et trois au niveau des paces interdigitaux pour laisser passer les vaisseaux et nerfs collaraux des doigts. Les *bords latéraux* se recourbent en arrière et parent les organes de la région palmaire moyenne de ceux des gions palmaires interne et externe.

Cette aponévrose est formée de fibres dirigées du sommet à la base de quelques fibres transversales. Ces dernières sont nombreuses niveau de la base de l'aponévrose : les unes s'étendent d'une extréité à l'autre de cette base ; les autres, plus courtes et plus profondes, nt étendues entre deux languettes voisines comme pour les brider.

ARTICLE VI.

MUSCLES DES MEMBRES INFÉRIEURS ET APONÉVROSES.

§ 1. — Muscles de la fesse (1).

Grand fessier.
Moyen fessier.
Petit fessier.
Pyramidal.
Jumeau supérieur.
Obturateur interne.
Jumeau inférieur.
Carré crural.
Obturateur externe.

} Muscles pelvitrochantériens de Bichat. (Pyramidal à Obturateur externe)

Dissection. — Tendez la région en plaçant un billot sous le bassin du cadavre et en déviant la pointe du pied en dedans afin d'allonger les muscles. Faites une incision oblique de la base du sacrum à quelques centimètres au-dessous du grand trochanter. Disséquez ensuite les deux lambeaux parallèlement aux fibres musculaires, en les rejetant en haut et en bas. Après avoir étudié le muscle et ses nombreuses insertions, coupez-le par une incision oblique en bas et en dedans, c'est-à-dire perpendiculairement à ses fibres. Renversez les deux lambeaux et procédez alors au nettoyage des parties sous-jacentes, qui consiste uniquement à enlever le tissu cellulo-graisseux. Gardez-vous ici surtout d'enlever les vaisseaux et les nerfs. La dissection de cette région et son étude sont si faciles, qu'on peut connaître tous ces organes en même temps. On procède à la section du moyen fessier comme on l'a fait pour le grand fessier. Ce muscle enlevé, on a sous les yeux une couche régulière formée de haut en bas par tous les autres muscles de la région, et cachée dans une grande étendue par le nerf grand sciatique. Ces muscles étant connus dans leurs rapports et dans leurs insertions, il faut procéder à l'étude de l'obturateur externe. Or, pour découvrir ce muscle, il faut inciser verticalement les deux jumeaux, le carré crural et l'obturateur interne qui le cachent en arrière

La coupe suivante permet d'examiner avec soin tous les détails de cette région, les organes qui passent par les échancrures sciatiques et les insertions des muscles obturateurs à la membrane obturatrice. Elle consiste à scier le fémur à sa partie moyenne, à diviser le bassin en deux parties symétriques par un trait de scie vertical sur le sacrum et la symphyse pubienne, et à séparer les muscles qui descendent de l'abdomen sur la crête iliaque.

(1) Voyez au musée Orfila, armoire 39 *bis*, les préparations de M. Sucquet.

I. — Grand fessier.

Muscle large, épais, quadrilatère, recouvrant toute la région.

Insertions fixes. — 1° A la moitié postérieure de la lèvre [e]xterne de la crête iliaque; 2° au tiers postérieur de la fosse iliaque [e]xterne et à la tubérosité iliaque; 3° au bord inférieur de l'aponé-[v]rose lombaire; 4° à la face postérieure du coccyx.

De là ses fibres parallèles et formant de gros faisceaux se dirigent [o]bliquement de haut en bas, et de dedans en dehors.

Insertions mobiles. — Par une série de petits tendons aux [tu]bercules que l'on trouve sur la branche de bifurcation de la ligne [ap]re qui se dirige vers le grand trochanter.

Rapports. — 1° Il est recouvert par la peau et l'aponévrose; [2]° il recouvre le moyen fessier, le pyramidal, les jumeaux, l'obtura-[te]ur interne et le carré crural. Il recouvre aussi les muscles biceps, [d]emi-tendineux et demi-membraneux, qui s'insèrent à l'ischion. Il [e]st séparé de l'ischion par une bourse séreuse. On trouve encore au-[d]essous de ce muscle le grand ligament sacro-sciatique, les vais-[s]eaux et les nerfs qui sortent par la grande échancrure sciatique. Le [b]ord inférieur est marqué par une dépression qui porte le nom de [p]li *fessier*.

Action. — Il est rotateur en dehors, extenseur et adducteur de [l]a cuisse. Lorsqu'il prend son point fixe sur le fémur, comme dans [l']action de danser, il imprime au tronc un mouvement de rotation [e]n vertu duquel la face antérieure est portée du côté opposé.

II. — Moyen fessier.

Muscle triangulaire, à base supérieure, à sommet inférieur.

Insertions fixes. — Sur la fosse iliaque externe entre les deux [l]ignes courbes. Il s'insère aussi à la moitié antérieure de la lèvre [e]xterne de la crête iliaque.

De là ses fibres convergent vers le grand trochanter, les moyennes [v]erticalement, les antérieures obliquement en bas et en arrière, les [p]ostérieures obliquement en bas et en avant.

Insertions mobiles. — Par un tendon large et aplati sur une ligne rugueuse dirigée obliquement de haut en bas et d'arrière en avant sur la face externe du grand trochanter.

Rapports.—1° Il est recouvert par le grand fessier, l'aponévrose, la peau et le tenseur du fascia lata; 2° il recouvre la fosse iliaque externe, le petit fessier et le grand trochanter dont il est séparé par une bourse séreuse. Son bord inférieur est contigu au bord supérieur du pyramidal, de sorte que ces deux muscles semblent n'en former qu'un seul.

Action. — En tirant en haut le grand trochanter, il porte la cuisse dans l'abduction. Il est, de plus, rotateur en dehors par ses fibres postérieures, et rotateur en dedans par ses fibres antérieures. Quand le col du fémur est fracturé, il concourt à élever le fragment inférieur.

III. — Petit fessier.

Petit muscle triangulaire, situé au-dessous du précédent.

Insertions fixes. — A la partie antérieure de la fosse iliaque externe, au-dessous de la ligne courbe antérieure.

De là ses fibres convergent vers un tendon arrondi.

Insertion mobile. — Par ce tendon à l'angle supérieur et antérieur du grand trochanter.

Rapports. — 1° Recouvert par le moyen fessier, 2° il recouvre l'articulation coxo-fémorale.

Action. — La même que celle du précédent.

IV. — Pyramidal.

Muscle triangulaire, étendu de la face antérieure du sacrum au grand trochanter.

Insertion fixe. — A la face antérieure du sacrum par trois ou quatre digitations qui s'insèrent entre les trous sacrés antérieurs.

De là ses fibres se dirigent en dehors et convergent vers un tendon arrondi.

Insertion mobile. — Par ce tendon au bord supérieur du grand trochanter, immédiatement en arrière de celui du petit fessier.

Rapports. — 1° *Dans le bassin :* il est placé en avant du sacrum en arrière du plexus sacré et des vaisseaux hypogastriques.

2° *Hors du bassin*, il est placé au-dessous du grand fessier, en rière de l'os coxal. Entre son bord supérieur et la partie supérieure la grande échancrure sciatique sortent les vaisseaux et nerf fes-ers. Au-dessous de lui, on voit sortir du bassin le grand nerf scia-que, l'artère ischiatique, les vaisseaux et nerf honteux internes. Il t placé entre le moyen fessier et le jumeau supérieur.

Action. — Rotateur de la cuisse en dehors. Quand il prend son int fixe sur le fémur, il imprime au tronc un mouvement de ro-tion en vertu duquel la face antérieure est portée du côté opposé.

V. — Jumeau supérieur.

Petit muscle horizontal en forme de languette. Il s'insère en de-ns sur la face externe de l'épine sciatique, et en dehors sur le bord périeur du grand trochanter, où il confond ses insertions avec lles du jumeau inférieur.

Rapports. — En avant, l'articulation ; en arrière, le grand fessier nt il est séparé par le grand nerf sciatique, le petit nerf sciatique les vaisseaux ischiatiques.

Action. — La même que celle du précédent.

VI. — Jumeau inférieur.

Ce muscle s'insère en dedans à la partie supérieure et postérieure l'ischion, et en dehors au bord supérieur du grand trochanter, il se confond avec le précédent. Ce muscle a le même volume, la ême forme, les mêmes rapports et la même action que le muscle écédent. A leur extrémité externe, ils se confondent et forment ie gouttière dans laquelle glisse le tendon de l'obturateur interne.

VII. — Obturateur interne.

Insertions fixes. — A la face interne de la membrane obtura-ice et au pourtour du trou obturateur.

De là ses fibres se dirigent en arrière vers l'échancrure qui sépare schion de l'épine sciatique. Elles forment un faisceau qui glisse ns cette échancrure convertie en trou par les grand et petit liga-ents sacro-sciatiques.

Insertions mobiles. — Bord supérieur du grand trochanter entre les deux jumeaux.

Rapports. — 1° Dans le bassin, il recouvre la membrane obturatrice et le pourtour du trou obturateur ; il est recouvert par l'aponévrose pelvienne, le muscle releveur de l'anus et l'artère honteuse interne qui lui est accolée. Il forme la paroi externe du creux ischio-rectal. Il est perforé à sa partie supérieure par les vaisseaux et nerf obturateurs qui sortent du bassin.

2° A son point de réflexion, il est séparé de l'ischion par une bourse séreuse. Il passe dans le trou que lui constituent les deux ligaments sacro-sciatiques avec les vaisseaux et nerf honteux internes.

3° Dans la fesse, il se place dans la gouttière que lui forment les deux muscles jumeaux, et affecte les mêmes rapports que ces muscles.

Action. — Comme les précédents, il est rotateur de la cuisse en dehors, et quand il prend son point fixe sur le fémur il est encore rotateur du tronc. Ce muscle est doué d'une grande force, car il est pourvu d'un grand nombre de fibres. Nous trouvons encore ici un exemple de muscle réfléchi, et nous voyons que son action part du point de réflexion, et que le muscle a la même action que si son insertion fixe était à l'ischion.

VIII. — Obturateur externe.

Muscle pyriforme qui contourne en arrière et en bas l'articulation coxo-fémorale.

Insertions fixes. — Face externe de la membrane obturatrice et pourtour du trou obturateur.

De là ses fibres se dirigent en convergeant en bas, en arrière et en dehors, contournent le col du fémur pour se terminer par un tendon arrondi.

Insertions mobiles. — Dans la cavité digitale du grand trochanter et au bord supérieur, où il se confond avec les précédents.

Rapports. — 1° Dans sa moitié interne, ce muscle recouvre la membrane obturatrice et le pourtour du trou obturateur. Il est recouvert par le pectiné et les trois adducteurs qui l'entourent. Le pectiné est placé au-devant de lui, le premier et le second adducteur sont placés en dedans, le troisième adducteur est placé au-dessous.

2° Dans sa moitié externe, il est en contact avec la partie inférieure et postérieure de la capsule fibreuse de l'articulation. Il est recouvert à ce niveau par le carré crural.

Action. — Rotateur de la cuisse en dehors.

IX. — Carré crural.

Petit muscle quadrilatère situé au-dessous du grand fessier.

Insertions fixes. — A la lèvre externe de la tubérosité de l'ischion. De là ses fibres se portent parallèlement en dehors.

Insertions mobiles. — Sur le bord postérieur du grand trochanter et sur la ligne qui prolonge ce bord vers le petit trochanter.

Rapports. — En avant, l'obturateur externe et l'articulation ; en arrière, le grand fessier dont il est séparé par le grand nerf sciatique, le petit nerf sciatique, les vaisseaux ischiatiques ; en haut, avec le jumeau inférieur ; en bas, avec le grand adducteur.

Action. — Rotateur de la cuisse en dehors.

§ 2. — Muscles de la cuisse (1).

RÉGION ANTÉRIEURE : 3.

Couturier. Droit antérieur du triceps. Tenseur de la synoviale du genou.

RÉGION POSTÉRIEURE : 3.

Biceps. Demi-tendineux. Demi-membraneux.

RÉGION EXTERNE : 2.

Tenseur du fascia lata. Vaste externe du triceps.

RÉGION INTERNE : 6.

Vaste interne du triceps. Droit interne. Pectiné. Premier, deuxième et troisième adducteurs.

(1) Voyez au musée Orfila, armoire 39 *bis*, de nombreuses préparations de M. Sucquet.

Dissection et généralités. — Si l'on veut disséquer les muscles seulement, on procède différemment pour les régions antérieure et postérieure. Pour la région postérieure, on laisse pendre la jambe du sujet en dehors de la table et l'on pratique une incision verticale et médiane depuis le creux poplité jusqu'à la partie moyenne de la fesse, et l'on dissèque les deux lambeaux. Pour la région antérieure, on fait une incision transversale au niveau du pli de l'aine et une autre verticale étendue de la première à la tubérosité antérieure du tibia. On dissèque la peau en dehors et en dedans, en se conformant aux préceptes généraux de dissection des muscles. Dans cette préparation, il faut d'abord connaître les muscles que l'on veut préparer et se pénétrer des points de repère suivants :

1° La division de la cuisse en quatre régions est parfaitement justifiée, surtout pour la région interne et la région postérieure.

2° Il est à remarquer que les trois muscles de la région postérieure se confondent en haut à l'ischion, qu'ils sont contenus dans une même gaîne aponévrotique, et qu'en s'écartant en bas, ils forment les côtés supérieurs du *creux poplité.*

3° Tous les muscles adducteurs, en comptant le pectiné, s'insèrent en haut tout autour des insertions fixes de l'obturateur externe qu'ils semblent protéger, et ils viennent tous aussi en bas, en formant deux plans minces et superposés, s'insérer à la ligne âpre du fémur et à ses deux branches de bifurcation internes.

4° Trois muscles de la cuisse se réunissent à la partie supérieure de la face interne du tibia, où ils s'insèrent en s'épanouissant et se superposant pour former la patte d'oie. Ce sont le couturier de la région antérieure, le droit interne de la région interne et le demi-tendineux de la région postérieure.

Lorsqu'on veut préparer en même temps l'aponévrose fémorale, il faut plus de soins, surtout au niveau du triangle de Scarpa, limité par l'arcade fémorale, le couturier et le premier adducteur. Là, en effet, l'aponévrose forme le canal crural : elle est à ce niveau très-mince et criblée de petits trous qui ont fait appeler cette portion *fascia crebriformis*. Il faut se rappeler ici la grande quantité de ganglions lymphatiques superficiels qu'il il faut lever avec précaution, et arrivé au niveau du fascia crebriformis, faut en disséquer celui-ci avec les doigts et avec le manche du scalpel, et non avec la lame.

I. — Couturier.

Le plus long de tous les muscles.

Insertions fixes. — Sommet de l'épine iliaque antérieure et supérieure.

De là ses fibres se dirigent en bas et en dedans, croisent obliquement la face antérieure de la cuisse, se portent derrière le condyle interne du fémur, pour se terminer ensuite par un tendon aplati.

Insertion mobile. — Partie supérieure de la face interne du ibia. Là le tendon s'épanouit sous la peau, recouvre ceux du droit nterne et du demi-tendineux avec lesquels il constitue la *patte d'oie* our se terminer à la crête du tibia.

Rapports. — Dans toute son étendue, ce muscle est contenu ans un dédoublement de l'aponévrose fémorale et il est recouvert ar la peau. Par sa face profonde, il est en rapport avec l'artère émorale dont il est le *muscle satellite.* La veine saphène interne longe on bord postérieur, jusqu'au moment où elle se jette dans la veine émorale. Il forme le bord interne du triangle de Scarpa dont les eux autres côtés sont formés par l'arcade crurale et le premier adducteur. Il recouvre de haut en bas la partie supérieure du droit anérieur du triceps, le psoas iliaque, le premier adducteur et le vaste nterne. Il se porte à la partie interne et postérieure du genou. Il lisse là, au moyen d'une séreuse, dans une gaîne fibreuse et conourne la partie postérieure du condyle du fémur et de la tubérosité nterne du tibia.

Action.— Il est fléchisseur de la jambe sur la cuisse, fléchisseur e la cuisse sur le bassin, rotateur de la cuisse en dehors. Il agit rincipalement dans l'action de croiser les jambes à la façon des ailleurs.

II. — Droit antérieur.

Ce muscle constitue la longue portion du triceps crural. Il est fuiforme, très-épais à la partie moyenne.

Insertions fixes. — Par un *tendon direct* volumineux et arrondi l'épine iliaque antérieure et inférieure, et par un *tendon réfléchi* ince et membraneux à la gouttière sus-cotyloïdienne.

De là ses fibres se dirigent verticalement en bas.

Insertions mobiles. — Par un tendon épais, aplati d'avant en rrière, à la base de la rotule. Quelques-unes de ses fibres descendent e long de la face antérieure de la rotule pour se continuer avec le endon rotulien, jusqu'à la moitié inférieure de la tubérosité antéieure du tibia.

Rapports.— Il est recouvert par la peau et l'aponévrose, croisé bliquement par le couturier. A sa partie supérieure le psoas iliaque st placé en dedans de lui; il est situé en avant du vaste interne, et ar les bords de son tendon inférieur, il reçoit l'insertion d'un cerain nombre de fibres musculaires du vaste interne et du vaste xterne.

Action. — Extenseur de la jambe sur la cuisse, fléchisseur de la cuisse sur le bassin.

III. — Tenseur de la synoviale du genou.

On donne ce nom à un petit faisceau musculaire qui naît de la face profonde du vaste interne, glisse le long de la face antérieure du fémur et va s'insérer au prolongement que la synoviale du genou envoie entre le droit antérieur et le fémur. Il a pour but de tirer en haut cette synoviale et d'empêcher son pincement pendant les mouvements de l'articulation.

IV. — Biceps.

Muscle bifide supérieurement, simple inférieurement.

Insertions fixes. — Par sa longue portion, à la partie postérieure de la tubérosité de l'ischion en se confondant avec le demi-tendineux ; par sa courte portion, dans une étendue assez considérable, sur la partie moyenne de l'interstice de la ligne âpre du fémur.

Insertion mobile. — A l'apophyse styloïde du péroné en se confondant avec le ligament latéral externe de l'articulation du genou.

Rapports. — 1° La longue portion est recouverte, en haut par le grand fessier et dans ses trois quarts inférieurs par l'aponévrose et la peau ; elle recouvre le grand adducteur, le grand nerf sciatique qui la croise et le bord postérieur du fémur. En dehors, elle est en rapport avec l'aponévrose et la peau, et en dedans avec le demi-tendineux dont elle se sépare en bas.

2° La courte portion occupe le tiers inférieur de la cuisse et se réunit à la longue portion. Elle est située derrière le vaste externe du triceps, en dehors du demi-tendineux ; elle est recouverte par l'aponévrose et la peau.

3° Au moment où il s'insère sur le péroné, le biceps glisse derrière le ligament externe de l'articulation du genou, en arrière et en dehors du condyle externe du fémur.

Action. — Fléchisseur de la jambe sur la cuisse, extenseur de la cuisse sur le bassin et rotateur de la jambe en dehors, lorsque celle-ci est dans la demi-flexion.

V. — Demi-tendineux.

Insertion fixe. — A la tubérosité de l'ischion où il se confond vec la longue portion du biceps.

Insertions mobiles.— A la partie supérieure de la face interne u tibia et à la tubérosité antérieure de cet os. Il concourt à la forıation de la patte d'oie.

Rapports. — Dans les trois quarts supérieurs, il recouvre le emi-membraneux ; il est recouvert par le grand fessier en haut, aponévrose et la peau en bas; il est en rapport en dedans avec aponévrose et la peau, et en dehors avec le biceps dont il se sépare la partie inférieure.

Au niveau du genou, le demi-tendineux forme un tendon arrondi ui glisse en arrière du condyle interne du fémur dans une gaîne breuse au moyen d'une séreuse, et se porte ensuite obliquement en as et en avant en s'épanouissant à la partie supérieure de la face ıterne du tibia.

Action.— Fléchisseur de la jambe, extenseur de la cuisse, rota- ur de la jambe en dedans, lorsque celle-ci est dans la demi- exion.

VI. — Demi-membraneux.

Insertions fixes. — A la tubérosité de l'ischion, au-dessous et ı avant du demi-tendineux et du biceps.

Insertion mobile. — A la partie postérieure de la tubérosité ıterne du tibia, où il se divise en trois faisceaux : un inférieur qui fixe à la partie inférieure et postérieure de la même tubérosité, un ıterne qui glisse dans la gouttière horizontale de la tubérosité sous ligament latéral interne du genou, un externe qui se porte en aut, renforce le ligament postérieur du genou et s'insère en arrière u condyle externe du fémur.

Rapports. — Recouvert par le demi-tendineux, il recouvre le rand adducteur. Il est en rapport, en dedans, avec l'aponévrose et la eau ; en dehors, avec la longue portion du biceps. En bas, il forme vec le demi-tendineux le côté interne et supérieur du creux poplité. à il recouvre les vaisseaux poplités. Son tendon, situé en dehors celui du demi-tendineux, glisse derrière le condyle interne du fémur dans une gaîne fibreuse au moyen d'une séreuse et se place en dedans du jumeau interne.

Action. — Fléchisseur de la jambe, extenseur de la cuisse.

VII. — Tenseur du fascia lata.

Muscle allongé, charnu dans son cinquième supérieur, aponévrotique dans ses quatre cinquièmes inférieurs.

Insertions fixes. — A la lèvre externe de l'épine iliaque antérieure et supérieure, et un peu à la crête iliaque.

Ce muscle se dirige en bas et un peu en arrière.

Insertions mobiles. — Au tubercule du jambier antérieur, sur la tubérosité externe du tibia.

Rapports. — Recouvert dans toute son étendue par la peau, le tenseur du fascia lata recouvre le moyen fessier et le vaste externe.

Son tendon est aplati et épais; il est contenu entre deux feuillets de l'aponévrose fémorale auxquels il adhère sans confondre ses fibres avec celles de l'aponévrose.

Action. — Extenseur de la jambe, il concourt à la flexion et à l'abduction de la cuisse. Il s'oppose en outre aux déplacements du vaste externe.

VIII. — Vaste externe.

Portion externe du triceps fémoral. Ce muscle est épais et forme presque à lui seul la portion externe de la cuisse.

Insertions fixes. — Au bord inférieur et au bord antérieur du grand trochanter, à la lèvre externe de la ligne âpre, à la face externe du fémur, dans presque toute son étendue, et à la cloison aponévrotique qui le sépare du biceps.

De là ses fibres se dirigent obliquement en bas, en avant et en dedans.

Insertions mobiles. — Au bord externe de la rotule et au bord externe du tendon du droit antérieur.

Rapports. — En avant, avec le droit antérieur, la peau et l'aponévrose; en arrière, avec le biceps; en dedans, avec le fémur et le vaste interne; en dehors, avec le tenseur du fascia lata, la peau et l'aponévrose.

Action. — Extenseur de la jambe. A raison de son obliquité, il tend à faire disparaître l'angle que forme le tendon rotulien avec le droit antérieur et à luxer ainsi la rotule en dehors.

IX. — Vaste interne.

Le vaste interne forme la portion interne du triceps. Ce muscle a des insertions fixes très-multipliées sur le fémur.

Insertions fixes. — A la lèvre interne de la ligne âpre dans toute son étendue et sur la ligne rugueuse qui prolonge cette lèvre jusqu'au col du fémur; à la face interne, à la face antérieure du fémur, au bord externe et à une portion de la face externe de cet os. Ces insertions se continuent sur presque toute l'étendue du fémur.

De là ses fibres convergent vers la partie interne du genou.

Insertions mobiles. — Au bord interne de la rotule, au bord interne du tendon du droit antérieur, et par quelques faisceaux isolés à la tubérosité antérieure du tibia.

Rapports. — Ce muscle enveloppe presque complétement le fémur. Il est recouvert en dehors par le vaste externe, en avant par le droit antérieur et le couturier. Il est en rapport en dedans avec le droit interne et en arrière avec tous les adducteurs. Il forme avec ces muscles une gouttière dans laquelle sont contenues l'artère et la veine fémorales.

Triceps crural ou fémoral. — Autrefois on décrivait au triceps trois portions: l'externe était le vaste externe, l'interne le vaste interne, et la moyenne, à laquelle on donnait le nom de crural, était la portion antérieure du vaste interne. On décrivait le droit antérieur séparément.

Cependant comme ces muscles, ainsi que le droit antérieur, se confondent à leur insertion inférieure, et comme, d'autre part, il n'y a aucune ligne de démarcation entre le vaste interne et le crural, nous imiterons M. le professeur Cruveilhier en faisant rentrer dans le vaste interne le crural des anciens, et en décrivant le droit antérieur comme la portion moyenne du triceps.

Ce muscle est donc formé du vaste externe, du vaste interne et du droit antérieur dont nous connaissons les insertions. Ces trois muscles se réunissent en bas, et s'insèrent à la base et aux deux bords de la rotule. Une grande partie de leurs fibres ne font qu'adhérer à la rotule et vont former le tendon rotulien, qui s'insère à la moitié inférieure de la tubérosité antérieure du tibia. Ce tendon, long de 5 à 6 centimètres, large de 1 centimètre 1/2, épais de 4 à 5 millimètres, est un peu oblique en bas et en dehors. Il est recouvert par la peau, il recouvre le paquet graisseux de l'articulation du genou et la tubérosité antérieure du tibia dont il est séparé par une bourse séreuse.

La rotule peut être considérée comme un os sésamoïde développé dans l'épaisseur du tendon du triceps.

Ce muscle dans son ensemble est extenseur de la jambe. Il est doué d'une force considérable; il peut, dans une contraction violente, fracturer la rotule.

X. — Droit interne.

Insertions fixes. — Au corps du pubis, entre la symphyse et le deuxième adducteur.

De là il se dirige verticalement en bas, et contourne le condyle interne du fémur pour se porter en bas et en avant.

Insertions mobiles. — A la partie supérieure de la face interne du tibia et à la tubérosité antérieure de cet os. Il concourt à former la patte d'oie.

Rapports. — 1° A la cuisse, il est recouvert par la peau et recouvre les adducteurs et le vaste interne.

2° Au genou, il glisse derrière le condyle interne du fémur dans une gaîne fibreuse pourvue d'une séreuse, et s'épanouit à la partie supérieure du tibia.

Action. — Fléchisseur de la jambe, adducteur de la cuisse. Il est rotateur de la jambe en dedans, lorsqu'elle est dans la demi-flexion.

XI. — Pectiné.

Petit muscle quadrilatère, aplati, situé dans le triangle de Scarpa.

Insertions fixes — A la surface pectinéale, à la crête pectinéale et à l'épine du pubis.

Insertion mobile. — A la ligne qui s'étend du petit trochanter au bord postérieur du fémur.

Rapports. — En arrière, l'obturateur externe, la capsule fibreuse e l'articulation ; en avant, les vaisseaux fémoraux. Il forme la paroi ostérieure du canal crural. Son bord interne est en contact avec le ord supérieur du premier adducteur ; son bord externe est contigu u psoas iliaque.

Action. — Adducteur de la cuisse.

XII. — Premier adducteur ou moyen adducteur.

Muscle triangulaire situé sur le même plan que le pectiné.

Insertion fixe. — A l'épine du pubis par un seul faisceau.

Insertion mobile. A la partie moyenne de l'interstice de la ligne pre du fémur.

Rapports. — Il est recouvert par la peau, le couturier, le vaste iterne et les vaisseaux fémoraux ; il recouvre le deuxième et le troisième dducteur. Son bord supérieur est contigu au bord inférieur du pecliné. Ce muscle forme le côté interne du triangle de Scarpa.

Action. — Adducteur de la cuisse.

XIII. — Deuxième adducteur ou petit adducteur.

Muscle triangulaire situé entre le premier et le troisième adducteur, lus petit que le précédent.

Insertion fixe. — A la face antérieure du pubis entre le droit nterne et l'obturateur externe dans une étendue de 2 à 3 centiiètres.

Insertion mobile. — A la partie moyenne de l'interstice de la gne âpre du fémur.

Rapports. — En avant, avec le premier adducteur et le droit inerne ; en arrière, avec le troisième adducteur.

Action. — Adducteur de la cuisse.

XIV. — Troisième adducteur ou grand adducteur.

Ce muscle est le plus profond de tous les adducteurs, il est situé entre les muscles postérieurs de la cuisse et tous les autres adducteurs.

Insertions fixes. — A la tubérosité de l'ischion et à sa branche ascendante par de gros faisceaux qui embrassent l'insertion fixe de l'obturateur externe.

Insertions mobiles. — A toute l'étendue de l'interstice de la ligne âpre du fémur, à la branche de bifurcation inférieure et interne, et par un gros faisceau à un tubercule situé au-dessus et en arrière du condyle interne du fémur.

Rapports. — En avant, le premier et le second adducteur, les vaisseaux fémoraux ; en arrière, le demi-membraneux, le demi-tendineux et le biceps; en dedans, le droit interne, et plus bas le couturier ; en dehors, l'obturateur externe. Il est traversé à 5 centimètres au-dessus du condyle interne du fémur par les vaisseaux fémoraux, et présente à leur passage un anneau fibreux qui est plutôt un canal de 4 à 5 centimètres de long ; anneau du grand adducteur. Au niveau de son insertion au fémur, ce muscle présente plusieurs arcades fibreuses qui donnent passage aux artères perforantes.

Action.— Adducteur de la cuisse.

§ 3. — Aponévrose de la cuisse (1).

L'aponévrose de la cuisse ou *aponévrose fémorale*, forme aux muscles de cette région une enveloppe solide et résistante, beaucoup plus épaisse en dehors où elle est connue sous le nom de *fascia lata*. Elle est formée de fibres verticales et transversales entrecroisées et présente à étudier deux extrémités et deux faces.

L'*extrémité inférieure* se confond avec les plans fibreux qui entourent l'articulation du genou et avec l'aponévrose jambière.

L'*extrémité supérieure* s'insère sur le bord antérieur de l'arcade crurale en avant, sur le corps du pubis et la branche descendante du pubis en dedans ; tandis qu'en arrière et en dehors elle se porte à la crête iliaque et au bord inférieur de l'aponévrose lombaire.

La *face superficielle* est en rapport avec le tissu cellulaire sous-cutané, dans lequel on trouve : 1° la veine saphène interne qui longe le bord postérieur du couturier qu'elle quitte en haut pour se jeter

(1) Voyez au musée Orfila, armoire 37 et 38, de nombreuses préparations (Foucher, Rouget, Parmentier, Legendre).

ans la veine fémorale à 2 ou 3 centimètres au-dessous de l'arcade rurale ; 2° des vaisseaux lymphatiques superficiels qui rampent ous la peau le long de la veine saphène interne ; 3° des ganglions ymphatiques superficiels nombreux plongés au milieu d'un tissu ellulo-graisseux abondant dans le triangle de Scarpa.

A la partie supérieure de cette face on voit au-dessus de l'embouhure de la veine fémorale une petite portion de l'aponévrose percée 'un grand nombre de trous qui laissent passer les vaisseaux lymhatiques qui vont des ganglions superficiels aux ganglions profonds. 'est cette portion d'aponévrose qu'on appelle, depuis M. J. Cloquet, *iscia crebriformis*.

La *face profonde* de l'aponévrose fémorale envoie des prolongeients fibreux. Les uns, considérables, se portent sur le fémur : ce ont les *cloisons intermusculaires*; d'autres forment aux divers iuscles des enveloppes fibreuses ; d'autres, enfin, enveloppent les aisseaux fémoraux. La plupart de ces prolongements aponévrotiques iéritent, à cause de leur importance en applications chirurgicales, es descriptions séparées. Nous décrirons donc ici les *cloisons interiusculaires* et la *gaîne des vaisseaux fémoraux*. L'*anneau crural*, le *inal crural*, le *fascia crebriformis* et le *septum crurale*, dont l'étude e rattache à celle de la gaîne des vaisseaux fémoraux, seront aussi écrits isolément.

Cloisons intermusculaires. — Au nombre de deux, interne t externe. La *cloison intermusculaire interne* se détache de la partie iterne de l'aponévrose fémorale et va s'insérer à la lèvre interne de i ligne âpre du fémur, en prolongeant ses insertions jusqu'au petit rochanter et jusqu'au condyle interne du fémur. Cette cloison paisse sépare le vaste interne, qui est en avant et qui y prend uelques insertions, des adducteurs qui sont en arrière. Cette cloison résente plusieurs trous au niveau de son insertion à la ligne âpre, iour le passage de vaisseaux. La *cloison intermusculaire externe* se étache, comme la précédente, de l'aponévrose fémorale pour se porter la lèvre externe de la ligne âpre en prolongeant ses insertions usqu'au grand trochanter et jusqu'au condyle externe du fémur. tésistante aussi, elle est située entre le vaste externe qui y prend de iombreuses insertions, et le biceps dont la courte portion s'y fixe n partie.

Ces deux cloisons forment au-dessus du genou deux cordes rigides acilement senties sous la peau.

Gaîne des vaisseaux fémoraux. — On sait que, dans les liverses régions du corps, et ceci est évident aux membres, les organes sont entourés d'une gaîne celluleuse ou fibreuse dépendante de l'aponévrose générale d'enveloppe. A la cuisse, les divers muscles et les vaisseaux présentent aussi leur gaîne ; mais comme celle des vaisseaux présente quelques particularités, on est dans l'habitude d'en faire une description complète.

Rappelons en deux mots, pour être parfaitement compris, la disposition des muscles dans le *triangle de Scarpa* ou *creux inguino-crural* de M. Richet. La base du triangle est formée par l'arcade crurale, son bord externe par le couturier, et son bord interne par le premier adducteur. Dans l'aire de ce triangle sont situés deux muscles, le psoas-iliaque en dehors et le pectiné en dedans ; ces deux muscles sont revêtus de leurs aponévroses propres. Le psoas iliaque, qui sort au-dessous de l'arcade crurale, est épais et arrondi ; il forme avec le pectiné, qui est très-mince, une gouttière à concavité antérieure dans laquelle sont reçus les vaisseaux fémoraux. Ces vaisseaux viennent de l'abdomen, ils passent au-dessous de l'arcade crurale, au-devant du pectiné, en dedans du psoas iliaque, et glissent de haut en bas le long de la gouttière que leur forment en avant le vaste interne et le couturier, en arrière les adducteurs. Ces vaisseaux sont ainsi placés : l'artère est en dehors contre le psoas, la veine est interne à l'artère et située en avant du pectiné, et les lymphatiques sont placés en dedans de la veine.

Ces dispositions étant connues, il est facile d'étudier en ce moment la *gaîne des vaisseaux fémoraux*.

Prenons l'aponévrose fémorale au niveau du muscle couturier et suivons-la dans le triangle de Scarpa. Elle se dédouble au niveau du couturier et lui forme un feuillet superficiel et un feuillet profond. Au niveau du bord interne du couturier, ces deux feuillets se réunissent de nouveau et recouvrent le psoas iliaque. Un peu plus en dedans, l'aponévrose fémorale arrive au contact des vaisseaux fémoraux, elle se dédouble à leur niveau comme au niveau du couturier, et ses deux feuillets se réunissent après avoir enveloppé les vaisseaux. Le feuillet qui passe devant est appelé *feuillet superficiel* de l'arcade fémorale, et celui qui passe derrière est appelé *feuillet profond*. Ces deux feuillets ont une insertion bien différente à la partie supérieure ; le feuillet superficiel s'insère au bord antérieur de l'aponévrose fémorale, et le feuillet profond vient se fixer sur la crête pectinéale en recouvrant le pectiné. Ces insertions des deux feuillets de l'aponévrose fémorale étant fixes, on conçoit à ce niveau une ouverture béante dans laquelle plongent les vaisseaux fémoraux. La gaîne aponévrotique se prolonge sur les vaisseaux jusqu'à l'anneau du troisième adducteur. Elle présente donc deux ouvertures : 1° l'inférieure, c'est l'anneau du troisième adducteur ; 2° la supérieure, c'est celle qui vient d'être décrite et qui est formée par l'insertion supérieure des deux feuillets aponévrotiques.

Dans presque toute son étendue, la gaîne des vaisseaux fémoraux ne présente rien de remarquable; mais dans le triangle de Scarpa, on constate les particularités suivantes :

1° La portion supérieure de la gaîne des vaisseaux fémoraux est dilatée en haut, à cause de l'écartement des deux feuillets qui s'insèrent à l'arcade crurale et à la crête pectinéale et à cause de la présence des vaisseaux lymphatiques qui forment un petit faisceau en dedans de la veine fémorale.

2° Dans cette portion dilatée de la gaîne, Thompson décrit deux cloisons, l'une entre l'artère et la veine, et l'autre entre la veine et les lymphatiques. Ces cloisons, à la vérité, ne sont guère visibles, à moins qu'il n'existe une hernie crurale ancienne.

3° Dans cette portion dilatée de la même gaîne, on voit qu'il existe trois parois, c'est-à-dire que la gaîne est triangulaire. La paroi antérieure est formée par le feuillet superficiel de l'aponévrose fémorale qui sépare les vaisseaux fémoraux de la peau. Au niveau du point où il recouvre les lymphatiques, ce feuillet est percé d'un grand nombre de petits trous et il est très-mince. La paroi postérieure est formée par le feuillet profond de l'aponévrose qui double le pectiné. La paroi externe est formée par le même feuillet profond que le muscle psoas iliaque pousse en avant et en dedans. S'il existe donc là une paroi externe, cela tient uniquement à la présence du psoas qui fait saillie dans la gaîne. On comprend par cette raison pourquoi cette paroi n'existe que dans une très-petite étendue au-dessous de l'arcade crurale; en effet, à mesure que ce muscle abandonne la gaîne qui lui était contiguë pour se porter en dehors et en arrière, la paroi externe diminue et finit par ne plus exister.

4° Les vaisseaux lymphatiques qui forment un faisceau indépendant de la veine fémorale et qui sont situés en dedans de ce vaisseau, arrivés à 2 ou 3 centimètres au-dessous de l'arcade, se jettent sur les vaisseaux fémoraux qu'ils entourent.

Tel est ce canal fibreux appelé *gaîne* des vaisseaux fémoraux. La lecture attentive de sa description est indispensable pour l'intelligence de toutes les descriptions suivantes qui se rattachent à l'aponévrose fémorale.

Anneau crural. — Par anneau crural, les auteurs entendent l'orifice supérieur de la gaîne des vaisseaux fémoraux, orifice triangulaire, dont les limites sont les suivantes :

Bord antérieur. — C'est l'arcade crurale.

Bord postérieur. — C'est la crête pectinéale recouverte d'un ligament de 2 millimètres d'épaisseur, de 3 à 4 centimètres de longueur, et connue sous le nom de *ligament pubien de A. Cooper*. Ce ligament est formé par la réunion d'une foule de feuillets fibreux. Il est formé par le bord postérieur du ligament de Gimbernat qui se prolonge sur lui, par l'extrémité externe du ligament de Colles, par l'insertion du pectiné et du feuillet profond de l'aponévrose fémorale, par le bord supérieur de l'aponévrose pelvienne, par quelques fibres du fascia iliaca et par le septum crurale.

Le ligament pubien de A. Cooper bride, pour ainsi dire, l'anneau crural, de sorte que, selon M. Verpillat, sa section dilate cette ouverture.

Bord externe. — Il est formé par la bandelette ilio-pectinée et par le psoas iliaque sur lequel elle est appliquée.

Angle antérieur, angle postérieur. — Ils sont formés par la réunion du bord externe aux bords antérieur et postérieur.

Angle interne. — Cet angle est arrondi, il est formé par la base du ligament de Gimbernat.

Organes qui le traversent. — Il est traversé par l'artère fémorale en dehors, la veine fémorale au milieu et les lymphatiques en dedans. L'artère et la veine contractent une adhérence très-solide avec le pourtour de l'anneau crural, aussi est-il excessivement rare de voir l'intestin former une hernie à leur niveau. Mais les lymphatiques sont très-lâchement unis aux bords de l'anneau et n'en remplissent pas complétement la portion interne. Aussi les hernies crurales sont-elles à ce niveau d'une fréquence extrême. C'est en se fondant sur cette considération pathologique que M. Richet se demande, bien justement à notre avis, pourquoi on ne réserverait pas le nom d'anneau crural à l'orifice qui laisse passer les lymphatiques. En effet, il fait très-bien remarquer que l'anneau et le canal crural n'ont d'importance qu'au point de vue des hernies qui s'y forment.

Pour M. Richet, l'anneau crural, beaucoup plus petit, serait aussi triangulaire et limité en avant par l'arcade, en arrière par la crête pectinéale, en dedans par le ligament de Gimbernat qui en forme l'angle interne, et en dehors par la veine fémorale; c'est, en un mot, la partie la plus interne de l'anneau crural des auteurs.

Pour être complet, nous ajouterons à cette description que le point qui laisse passer les lymphatiques est recouvert d'une membrane fibreuse, décrite en 1817 par M. J. Cloquet sous le nom de *septum crurale*.

Canal crural. — Les auteurs appellent canal crural un canal triangulaire qui fait suite à l'anneau crural, et qui se continue en bas avec la portion inférieure de la gaîne des vaisseaux fémoraux. Le canal crural est, en d'autres termes, la portion supérieure dilatée de la gaîne des faisceaux fémoraux.

Orifice supérieur. — C'est l'anneau crural.

Paroi antérieure. — C'est le feuillet superficiel de l'aponévrose fémorale percé de trous au devant des lymphatiques. Ce feuillet, au niveau de la veine et de l'artère, est doublé sur sa face postérieure par une lame fibreuse, dépendante du fascia transversalis et descendue par derrière l'arcade crurale.

Paroi postérieure. — C'est le pectiné double du feuillet profond de l'aponévrose fémorale.

Paroi externe. — Elle s'amincit en bas pour disparaître complétement. Elle est formée par le psoas iliaque doublé aussi du feuillet profond de l'aponévrose fémorale.

Les *bords* de ce canal sont formés par la réunion des parois.

Organes qui le traversent. — Ce canal est traversé de dehors en dedans par l'artère fémorale, par la veine fémorale et par les lymphatiques. Une cloison sépare l'artère de la veine, une autre sépare la veine des lymphatiques. La branche fémorale du génito-crural accompagne l'artère fémorale pour perforer l'aponévrose à 3 ou 4 centimètres au-dessous de l'arcade.

Par la même raison que précédemment, M. Richet ne croit pas qu'on doive conserver au canal précédent le nom de canal crural ; on devrait l'appeler dilatation de la gaîne des vaisseaux fémoraux. Pour ce chirurgien, le canal crural est un canal de 2 centimètres de longueur, triangulaire aussi, mais beaucoup plus petit que celui des auteurs.

La *paroi antérieure* de ce canal est constituée par la portion amincie et perforée du feuillet superficiel de l'aponévrose fémorale ou fascia crebriformis. La *paroi postérieure* est formée par le feuillet profond qui double le pectiné, et la *paroi externe* est formée par la veine. Ce canal ferait suite à son anneau crural et ne serait pas ouvert en bas comme le disent certains auteurs. Ce serait un cul-de-sac dont le fond correspondrait à la veine saphène interne au moment où elle se jette dans la fémorale. On trouve dans ce canal des vaisseaux lymphatiques seulement, et deux ou trois ganglions. Sa base, ou anneau crural, est protégée, mais incomplétement, par le septum crurale.

Fascia crebriformis. — On donne ce nom à la portion du feuillet superficiel de l'aponévrose fémorale placé au devant des vaisseaux lymphatiques et formant la paroi antérieure du vrai canal crural de M. Richet. Cette lame fibreuse fut découverte en 1817 par M. J. Cloquet, et si elle n'a pas été vue plus tôt, cela tient à la manière dont on disséquait l'aponévrose. On enlevait constamment ce feuillet mince avec les ganglions lymphatiques superficiels. Il faut, en effet, prendre beaucoup de précautions quand on prépare le canal crural, pour ne pas s'exposer à trouver une dépression au lieu d'un canal. C'est précisément cette dépression faisant suite à l'anneau crural de M. Richet, et dépourvue du fascia crebriformis, que les anciens appelaient *fosse ovale*. Mais aujourd'hui que cette fosse ovale est fermée par le fascia crebriformis, elle est convertie en canal. Allan Burns a donné le nom de *ligament falciforme* au bord concave que présente l'aponévrose fémorale, lorsqu'on a enlevé le fascia crebriformis.

Ce ligament falciforme est concave en dedans, et embrasse la veine saphène interne au moment où elle se jette dans la fémorale. C'est ce ligament qui forme la limite de la fosse ovale.

Le nom de cette aponévrose vient de la présence des trous nombreux qu'elle présente.

Septum crurale. — On appelle ainsi une membrane fibreuse, assez résistante placée sur l'anneau crural, entre le ligament de Gimbernat et la veine fémorale. Découverte aussi en 1817 par M. J. Cloquet, cette membrane fait suite au fascia transversalis, passe derrière l'arcade crurale et se porte sur la crête pectinéale en contractant adhérence avec le pourtour de l'ouverture. Cette lame fibreuse est traversée par quelques vaisseaux lymphatiques. On trouve quelquefois un ganglion étranglé dans un de ses orifices, et qui peut donner lieu à une grave erreur de diagnostic s'il vient à s'enflammer. L'adhérence du septum crurale autour de l'ouverture indique assez que cette membrane est refoulée avec le péritoine lorsqu'une hernie vient à se montrer.

§ 4. — Muscles de la jambe (1).

RÉGION ANTÉRIEURE : 4.

Jambier antérieur. Extenseur propre du gros orteil. Extenseur commun des orteils. Péronier antérieur.

RÉGION POSTÉRIEURE : 8.

Première couche : Jumeau interne. Jumeau externe. Soléaire. Plantaire grêle.
Deuxième couche : Poplité. Jambier postérieur. Fléchisseur commun des orteils. Fléchisseur propre du gros orteil.

RÉGION EXTERNE : 2.

Long péronier latéral. Court péronier latéral.

(1) Voyez au musée Orfila, armoire 39 *bis* et 41, les préparations nombreuses de M. Sucquet.

Dissection et généralités. — Après avoir mis à nu l'aponévrose jambière par une incision verticale et disséqué les deux lambeaux de la peau, on constate que la face interne du tibia est sous-cutanée, excepté en bas et en haut. L'aponévrose étant étudiée, on constate qu'elle envoie sur le bord antérieur du péroné et sur son bord externe deux cloisons intermusculaires qui séparent complétement les trois régions de muscles. Du reste, le ligament interosseux étendu du bord externe du tibia à la crête de la face interne du péroné complète cette division des muscles de la jambe en trois gaînes. On constate également que l'aponévrose jambière donne de nombreuses insertions à la partie supérieure des muscles de la jambe. L'aponévrose enlevée, il est facile de voir que des cloisons fibreuses séparent les divers muscles à la partie supérieure, et que ces muscles y prennent des points d'insertion.

Dans la région antérieure, la dissection est on ne peut plus simple : l'aponévrose enlevée, on voit deux muscles, le jambier antérieur et l'extenseur commun des orteils entre lesquels on voit sortir l'extenseur propre du gros orteil vers la partie inférieure de la jambe. Il suffit d'écarter le jambier antérieur de l'extenseur commun pour trouver au fond de cet interstice celluleux le nerf et les vaisseaux tibiaux antérieurs. Il est bon de disséquer les muscles de la région postérieure, en commençant par le tendon d'Achille sur lequel convergent les quatre muscles superficiels. On coupe ce tendon, on le relève et l'on a sous les yeux tous les muscles de la couche profonde.

Une coupe bien faite de la jambe avec un couteau bien tranchant et une bonne scie, montre parfaitement la disposition des os, des muscles et des aponévroses.

Pour étudier la partie inférieure de la jambe, il faut surtout considérer les gaînes tendineuses nombreuses à ce niveau. Nous ferons remarquer, en attendant leur description complète avec les articulations, qu'elles sont au nombre de trois en avant, séparées les unes des autres et lubrifiées par des séreuses tendineuses, et au nombre de cinq en arrière. Parmi celles-ci il y en a deux derrière la malléole externe, deux derrière la malléole interne, et une intermédiaire derrière l'extrémité inférieure du tibia dans une gouttière peu marquée.

Pour disséquer les tendons des muscles de la jambe au pied, il faut étudier les muscles du pied. (Voyez *Pied.*)

I. — Jambier antérieur.

Muscle allongé, situé à la partie interne de la région antérieure.

Insertions fixes. — Il s'insère en haut au tiers supérieur de la face externe du tibia, à la moitié interne du ligament interosseux, au tubercule du jambier antérieur, à l'aponévrose jambière qui le recouvre, et à la cloison fibreuse qui le sépare de l'extenseur commun des orteils.

De là ses fibres se dirigent verticalement et se terminent à un tendon qui se porte en bas et en dedans vers le bord interne du pied.

Insertions mobiles.— A la face inférieure du premier cunéiforme et par une expansion fibreuse à l'extrémité postérieure du premier métatarsien.

Rapports.— 1° A la jambe, il est en rapport, en dedans, avec le tibia ; en dehors, avec l'extenseur commun des orteils et l'extenseur propre du gros orteil ; en avant, avec l'aponévrose et la peau ; en arrière, avec le ligament interosseux. Les vaisseaux et nerfs tibiaux antérieurs sont couchés sur le ligament interosseux en dehors du jambier antérieur. Il est le muscle *satellite* de l'artère tibiale antérieure. 2° Au pied, il passe devant l'articulation tibio-tarsienne, où il glisse dans une gaîne fibreuse au moyen d'une séreuse et descend sur le bord interne du pied, sous l'aponévrose. La gaîne fibreuse lui est fournie par le ligament annulaire antérieur du tarse.

Action. — Fléchisseur du pied sur la jambe, il relève le bord interne du pied.

II. — Extenseur propre du gros orteil.

Long et grêle, ce muscle occupe la moitié inférieure de la jambe et le bord interne de la face dorsale du pied.

Insertions fixes. — Il s'insère en haut à la partie inférieure de la face interne du péroné et au ligament interosseux.

De là ses fibres se dirigent un peu obliquement en bas et en dedans pour se réfléchir sous le ligament annulaire antérieur du tarse et longer le bord interne de la face dorsale du pied.

Insertion mobile. — A l'extrémité postérieure de la dernière phalange du gros orteil.

Rapports. — 1° A la jambe, il est en rapport, en dedans, avec le jambier antérieur ; en dehors, avec le péroné et l'extenseur commun des orteils ; son extrémité supérieure est cachée entre ces deux muscles. 2° Au pied, il glisse sous le ligament annulaire antérieur du tarse, dans la même gaîne que les vaisseaux et nerfs tibiaux antérieurs ; il se place sur le côté interne du pédieux. Les vaisseaux tibiaux antérieurs sont placés en dedans de lui à la jambe, et en dehors à la face dorsale du pied après avoir croisé sa direction au niveau de l'articulation tibio-tarsienne.

Action. — Extenseur du gros orteil, fléchisseur du pied sur la jambe.

III. — Extenseur commun des orteils.

Situé à la partie externe de la région antérieure de la jambe.

Insertions fixes. — Il s'insère en haut à la partie supérieure de la face interne du péroné, à la partie externe du ligament interosseux, à l'aponévrose jambière qui le recouvre, et aux feuillets aponévrotiques qui le séparent du jambier antérieur en dedans et du long péronier latéral en dehors.

De là ce muscle se dirige verticalement en bas jusqu'au ligament annulaire antérieur du tarse, où il se réfléchit pour glisser sur la face dorsale du pied.

Avant d'arriver au ligament annulaire, il se divise en cinq faisceaux qui descendent parallèlement, passent dans la même gaîne fibreuse et divergent ensuite pour se porter aux quatre derniers doigts et à l'extrémité postérieure du cinquième métatarsien. Ce dernier faisceau constitue le muscle péronier antérieur.

Insertions mobiles. — Aux quatre derniers orteils, par trois languettes fibreuses qui s'insèrent sur les phalanges à la manière de l'extenseur commun des doigts.

Rapports.— 1° A la jambe, il est en rapport, en dedans, avec le jambier antérieur et l'extenseur propre du gros orteil; en dehors, avec les péroniers latéraux; en avant, avec l'aponévrose jambière; en arrière, avec le ligament interosseux et le péroné. 2° Au pied, il glisse dans une gaîne fibreuse que lui forme le ligament annulaire antérieur du tarse, et se place ensuite entre le muscle pédieux et l'aponévrose de la face dorsale du pied.

Action. — Extenseur des quatre derniers orteils, fléchisseur du pied.

IV. — Péronier antérieur.

On donne ce nom au faisceau externe de l'extenseur commun des orteils qui, après avoir traversé la même gaîne fibreuse que ce muscle, vient s'insérer à la partie supérieure de l'extrémité postérieure du cinquième métatarsien. Il relève le bord externe du pied.

V. — Jumeau externe.

Insertions fixes. — Il s'insère en haut par un gros faisceau à une dépression que l'on trouve à la partie postérieure et supérieure du condyle externe du fémur, et à une capsule fibreuse qui recouvre la partie postérieure du condyle externe du fémur en renforçant le ligament postérieur de l'articulation du genou.

Insertion mobile.— Au tendon d'Achille.

VI. — Jumeau interne.

Insertions fixes. — Il s'insère en haut par un gros faisceau à une dépression que l'on trouve à la partie postérieure et supérieure du condyle interne en renforçant le ligament postérieur de l'articulation du genou.

Insertion mobile. — Au tendon d'Achille.

VII. — Soléaire.

Insertions fixes. — Il s'insère en haut à un tubercule situé en arrière de la tête du péroné, au tiers supérieur de la face postérieure du même os, à l'interstice de la ligne oblique du tibia, et entre les deux os à une arcade fibreuse connue sous le nom d'*anneau du soléaire*.

Insertion mobile. — Au tendon d'Achille.
Le tendon d'Achille occupe le tiers inférieur de la jambe. Il s'insère en bas à la partie inférieure de la face postérieure du calcanéum et il glisse sur la partie supérieure au moyen d'une séreuse. Il a une largeur de 2 centimètres à 2 centimètres et demi, et une épaisseur de 5 à 6 millimètres. Il s'épanouit en haut sur la face antérieure des deux jumeaux et sur la face postérieure du soléaire. Ces trois muscles réunis constituent le *triceps sural*.

Rapports. — Les *jumeaux* sont recouverts par la peau et l'aponévrose jambière. Ils recouvrent les condyles du fémur, l'articulation du genou, le muscle poplité, les vaisseaux et nerfs poplités, le plantaire grêle et le soléaire. Au quart supérieur de la jambe, les deux jumeaux sont séparés par un intervalle triangulaire ; plus bas, ils sont séparés par une cloison aponévrotique verticale sur laquelle ils prennent insertion.

Le *soléaire* est recouvert par les deux jumeaux et le plantaire grêle. Il recouvre le jambier postérieur, le fléchisseur commun des orteils et le fléchisseur propre du gros orteil, les vaisseaux et nerfs tibiaux postérieurs et un peu en dehors les péroniers latéraux.

Le tendon d'Achille est entouré par une gaîne celluleuse, recouvert par la peau, et séparé des os de la jambe et de la couche profonde par un intervalle triangulaire plus large au niveau du calcanéum et rempli par du tissu cellulo-graisseux. L'artère tibiale postérieure longe son bord interne.

Action. — Ces trois muscles réunis, ou *triceps sural*, sont extenseurs du pied sur la jambe. Lorsque cet effet est produit, les jumeaux deviennent fléchisseurs de la jambe sur la cuisse.

VIII. — Plantaire grêle.

Mince et allongé, situé entre les jumeaux et le soléaire, ce muscle manque quelquefois.

Insertions fixes. — Il s'insère en haut sur le condyle externe du fémur immédiatement en dedans du tendon du jumeau externe avec lequel il se confond ; il se dirige obliquement en bas et en dedans et devient tendineux après 5 à 7 centimètres de trajet.

Insertions mobiles. — Son tendon très-grêle se confond quelquefois avec le bord interne du tendon d'Achille dont il partage les insertions ; souvent il va s'insérer directement au calcanéum ; quelquefois enfin il s'épanouit sur l'aponévrose jambière.

Rapports. — Recouvert par les jumeaux, il recouvre le soléaire. En haut, il est appliqué sur le côté interne du jumeau externe et forme avec lui le côté externe et inférieur du creux poplité.

Action. — La même que celle des jumeaux.

IX. — Poplité.

Muscle triangulaire, aplati, situé entre l'articulation du genou et les vaisseaux poplités.

Insertions fixes. — Il s'insère en haut, par un fort tendon, dans la gouttière que l'on trouve à la partie postérieure et externe du condyle externe du fémur.

De là ses fibres se dirigent obliquement en bas et en dedans.

Insertions mobiles. — A la lèvre interne de la ligne oblique du tibia et à toute la portion de la face postérieure de cet os située au-dessus de la ligne oblique.

Rapports. — Il recouvre l'articulation du genou et le tibia. Il est recouvert par les vaisseaux et nerf poplités, par les deux jumeaux et le plantaire grêle. A son extrémité supérieure, le tendon glisse sur le condyle du fémur au moyen d'une séreuse qui communique très-souvent avec la synoviale du genou.

Action. — Fléchisseur de la jambe sur la cuisse.

X. — Jambier postérieur.

Muscle allongé couché contre le ligament interosseux.

Insertions fixes. — Il s'insère en haut à la lèvre externe de la ligne oblique du tibia, à la face postérieure du ligament interosseux, à la face interne du péroné et un peu à la face postérieure du tibia.

De là ce muscle se dirige un peu obliquement en bas et en dedans vers la gouttière située en arrière de la malléole interne, pour passer ensuite en dedans de l'articulation tibio-tarsienne.

Insertion mobile. — Au tubercule du scaphoïde au niveau duquel il présente souvent un os sésamoïde et une expansion fibreuse pour le premier cunéiforme.

Rapports. — 1° A la jambe, il est en rapport, en avant, avec le ligament interosseux, le tibia et le péroné ; en arrière, avec le soléaire dont il est séparé par les vaisseaux et nerf tibiaux postérieurs et par un feuillet aponévrotique ; en dedans, avec le fléchisseur commun des orteils ; en dehors, avec le fléchisseur propre du gros orteil. 2° Au pied, après avoir glissé derrière la malléole interne au moyen d'une séreuse dans la même gaîne fibreuse que le tendon du fléchisseur commun des orteils, il se place entre le ligament annulaire interne du tarse et la peau jusqu'à son insertion au scaphoïde.

Action. — Extenseur du pied, il concourt à élever son bord interne.

XI. — Fléchisseur commun des orteils.

Insertions fixes. — Il s'insère en haut à la lèvre externe de la ligne oblique du tibia et à la face postérieure du même os.

De là ses fibres se dirigent verticalement en bas et forment un gros tendon qui passe derrière la malléole interne, dans la même gaîne fibreuse que le jambier postérieur, et qui se porte obliquement en avant et en dehors vers les quatre derniers orteils.

Insertions mobiles. — Aux quatre derniers orteils de la même manière que le fléchisseur commun des doigts s'insère aux doigts.

Rapports.— 1° A la jambe, il est en rapport, en avant, avec le tibia ; en arrière, avec le soléaire ; en dedans, avec l'aponévrose et la peau ; en dehors, avec le jambier postérieur qui le recouvre en bas. 2° Au pied, il passe dans le canal ostéo-fibreux formé par la face interne du calcanéum et le ligament annulaire interne du tarse, immédiatement au-dessous de la petite apophyse du calcanéum. Il croise obliquement la région plantaire, situé entre le court fléchisseur plantaire qui est au-dessous et les abducteurs du gros orteil qui sont au-dessus. Il est croisé par le tendon du fléchisseur propre du gros orteil qui est plus superficiel.

Action. — Fléchisseur des orteils, extenseur du pied.

XII. — Fléchisseur propre du gros orteil.

Insertions fixes. — Il s'insère en haut à la face postérieure du péroné au-dessous du soléaire.

De là ses fibres se dirigent un peu obliquement en bas et en dedans et forment un tendon qui passe dans une gouttière particulière peu marquée à égale distance des deux malléoles, se réfléchit ensuite dans la gouttière de l'extrémité postérieure de l'astragale, glisse dans le canal ostéo-fibreux formé par la face interne du calcanéum et le ligament annulaire interne du tarse et se porte directement en avant.

Insertion mobile. — A l'extrémité postérieure de la dernière phalange du gros orteil.

Rapports.— 1° A la jambe, il est en rapport, en avant, avec le péroné et les péroniers latéraux ; en arrière, avec le soléaire ; en dedans, avec le jambier postérieur. 2° Au pied, il croise le tendon du fléchisseur commun qui est plus profond et arrive au gros orteil en passant entre les muscles de la région interne et ceux de la région moyenne du pied.

Action. — Fléchisseur du gros orteil, extenseur du pied.

XIII. — Long péronier latéral.

Le plus long des muscles de la jambe.

Insertions fixes — Au tiers supérieur de la face externe du péroné, à l'aponévrose jambière qui le recouvre et aux cloisons aponévrotiques qui le séparent des muscles de la région antérieure et de ceux de la région postérieure.

De là ses fibres se portent en bas sur un tendon arrondi qui se réfléchit une première fois derrière la malléole externe, une deuxième fois sur le tubercule de la face externe du calcanéum, une troisième fois sur la face inférieure du cuboïde pour se diriger enfin en dedans et un peu en avant en croisant la plante du pied.

Insertion mobile. — Au tubercule qui termine l'extrémité postérieure du premier métatarsien.

Rapports. — 1° A la jambe : en dehors, avec l'aponévrose jambière; en dedans, avec le péroné; en avant, avec l'extenseur commun des orteils et le péronier antérieur, en arrière, avec le soléaire et le fléchisseur propre du gros orteil.

2° Au cou-de-pied : il glisse derrière la malléole externe avec le tendon du court péronier latéral dans une gaîne fibreuse pourvue d'une séreuse et passe sur le ligament latéral externe de l'articulation.

3° Au pied : il occupe d'abord la face externe où il est maintenu au devant du tubercule du calcanéum par une gaîne fibreuse pourvue d'une séreuse. La peau le recouvre, puis il se place à la face inférieure du pied contre les os et les articulations qu'il sépare des muscles. Là, il glisse au moyen d'une séreuse dans la gouttière de la face inférieure du cuboïde convertie en canal par le ligament calcanéo-cuboïdien.

Action. — Il abaisse le bord interne du pied, puis il étend le pied sur la jambe.

XIV. — Court péronier latéral.

Situé au-dessous du précédent.

Insertions fixes. — Il s'insère en haut au tiers moyen de la face externe du péroné et aux cloisons aponévrotiques qui le séparent des muscles de la région antérieure et de ceux de la région postérieure.

De là ses fibres se dirigent en bas et en arrière et forment un tendon qui se réfléchit une première fois derrière la malléole interne, une deuxième fois devant le tubercule de la face externe du calcanéum pour se porter en bas et en avant.

Insertion mobile.— Au tubercule qui termine l'extrémité postérieure du cinquième métatarsien.

Rapports. — 1° A la jambe, il recouvre le péroné dont il suit la face externe jusqu'à la malléole; il est recouvert par le long péronier latéral; il répond aux deux cloisons aponévrotiques qui le séparent des muscles antérieurs et postérieurs.

2° Au cou-de-pied et au pied, il glisse derrière la malléole externe dans la même gaîne fibreuse que le long péronier, passe sur le ligament latéral externe de l'articulation tibio-tarsienne et se place en avant du tubercule de la face externe du calcanéum dans une gaîne fibreuse indépendante de celle du long péronier. Il est recouvert par la peau et l'aponévrose.

Action.— Il relève le bord externe du pied et il concourt à l'extension du pied sur la jambe.

§ 5. — Aponévrose de la jambe (1).

L'aponévrose de la jambe, épaisse en avant, plus mince en arrière, entoure complétement les muscles de cette région, mais elle ne passe pas sur la face interne du tibia, si ce n'est en haut et en bas. On la voit, en effet, s'insérer sur le bord antérieur de cet os, contourner les faces antérieure, externe et postérieure de la jambe pour s'insérer ensuite au bord interne du tibia.

L'extrémité supérieure de cette aponévrose se continue avec le surtout ligamenteux qui entoure le genou. En arrière, cette continuité est manifeste et l'aponévrose jambière se continue avec la fémorale en fermant le creux poplité. En avant, elle prend insertion à la tête du péroné et à la tubérosité externe du tibia. Cette extrémité reçoit les expansions tendineuses des muscles biceps, demi-tendineux, demi-membraneux et tenseur du fascia lata.

L'extrémité inférieure épaissie, constitue les ligaments annulaires du tarse (voyez *Arthrologie*).

La face superficielle de l'aponévrose jambière est en rapport avec la peau dont la séparent, en dedans, la veine et le nerf saphène interne;

(1) Voyez au musée Orfila, armoire 37 et 37 *bis*.

en avant et en bas, le nerf musculo-cutané ; en arrière, la veine saphène externe et le nerf cutané péronier.

La face profonde donne de nombreuses insertions musculaires à la partie supérieure, et des cloisons fibreuses qui divisent les muscles.

Deux de ces cloisons principales s'insèrent sur les bords antérieur et externe du péroné, ce sont les cloisons intermusculaires qui divisent les muscles de la jambe en trois gaînes, antérieure, externe et postérieure. Une autre cloison principale passe entre les deux couches des muscles de la région postérieure et accole les vaisseaux tibiaux postérieurs contre la couche profonde ; d'autres cloisons plus minces séparent les autres muscles. Enfin, on trouve au fond de la région jambière antérieure, devant le ligament interosseux, une membrane fibreuse qui applique les nerfs et vaisseaux tibiaux antérieurs contre le ligament interosseux.

§ 6. — Muscles du pied (1).

RÉGION DORSALE : 1.

Pédieux.

RÉGION PLANTAIRE : 20.

Région plantaire interne : 2.

Adducteur du gros orteil. Court fléchisseur du gros orteil.

Région plantaire externe : 2.

Abducteur du petit orteil. Court fléchisseur du petit orteil.

Région plantaire moyenne : 16.

Première couche : Court fléchisseur.
Deuxième couche : Accessoire du long fléchisseur commun. 4 lombricaux.
Troisième couche : Abducteur oblique du gros orteil. Abducteur transverse du gros orteil.
Quatrième couche : 7 interosseux.

Dissection. — Cette dissection présente beaucoup d'analogie avec celle de la main. D'abord, la face dorsale sera préparée avec soin, en enlevant la peau et en mettant à nu tous les organes sous-jacents, tendons, muscles, vaisseaux et nerfs. Il faut ici s'occuper surtout de faire une préparation propre, à cause du nombre considérable des organes qu'on y rencontre. L'aponévrose enlevée, étudiez les tendons extenseurs et renversez-les ; ensuite le pédieux, puis les vaisseaux pédieux.

(1) Voyez au musée Orfila, armoire 41 et 42, les préparations de MM. Sucquet, Cruveilhier, Denucé, Lacroix.

Passez ensuite à la face plantaire. Faites une incision passant par les deux bords du pied et derrière le talon, séparez la peau avec soin et préparez l'aponévrose plantaire. Cette aponévrose enlevée, vous voyez les muscles superficiels des trois régions de laplante du pied. Une fois étudiés, pour découvrir les muscles profonds sans diviser ceux-ci, il suffit de scier le calcanéum, verticalement, au devant du tendon d'Achille, en ayant soin de faire tomber la scie immédiatement au devant des deux tubercules de la face inférieure. Cette section opérée, on rabat les muscles superficiels, et l'on voit l'accessoire, le tendon du long fléchisseur commun et les lombricaux. On enlève ensuite cette couche en coupant le tendon du fléchisseur en arrière du pied et en détachant l'accessoire à son insertion au calcanéum; viennent ensuite l'abducteur oblique et l'abducteur transverse, et plus tard les interosseux.

1° Région dorsale.

I. — Pédieux.

Le muscle pédieux situé à la face dorsale du pied, s'étend de l'articulation tibio-tarsienne aux quatre premiers orteils.

Insertions fixes.— Dans le creux calcanéo-astragalien, aux deux os et aux ligaments.

De là il se dirige obliquement d'arrière en avant et de dehors en dedans, et se divise, en avant, en quatre faisceaux tendineux.

Insertions mobiles.— Aux quatre premiers orteils, en se confondant avec le bord externe de l'extenseur correspondant.

Rapports.— *Recouvert* par l'extenseur commun des orteils, par l'aponévrose et par la peau, *il recouvre* les os et les articulations du tarse, les métatarsiens et les muscles interosseux.

Le muscle pédieux est le *satellite* de l'artère pédieuse.

Il a en dedans de lui le tendon de l'extenseur propre du gros orteil dont il est séparé par les vaisseaux pédieux qu'il recouvre par son bord interne.

Action.— Extenseur des quatre premiers orteils, et un peu abducteur.

2° Région plantaire.

II. — Adducteur du gros orteil.

Le plus superficiel et le plus long des muscles de la région plantaire interne.

Insertions fixes. — Au tubercule interne de la partie postérieure et inférieure du calcanéum, à l'aponévrose plantaire et à la cloison aponévrotique qui le sépare de la région moyenne.

Insertion mobile. — Au bord interne de la première phalange du gros orteil.

Rapports. — Recouvert par la peau et l'aponévrose, il recouvre le court fléchisseur du gros orteil et il forme avec la voûte du tarse un espace triangulaire analogue à celui que fait l'arcade crurale avec le bord antérieur de l'os coxal, et dans lequel passent également des vaisseaux, des nerfs et des muscles, vaisseaux et nerfs plantaires, muscles fléchisseurs commun et propre du gros orteil.

Action. — Adducteur du gros orteil.

III. — Court fléchisseur du gros orteil.

Insertions fixes. — Extrémité postérieure du premier métatarsien, face inférieure du premier cunéiforme et ligaments correspondants.

Insertion mobile. — Bord interne de la première phalange du gros orteil.

Action. — Fléchisseur et un peu adducteur.

Rapports. — *Recouvert* par le précédent, il *recouvre* les os et les articulations correspondantes.

(Ces deux muscles se réunissent en avant pour former une espèce de muscle biceps dont l'adducteur serait la longue portion, et le court fléchisseur la courte portion.

Un os sésamoïde se rencontre au niveau de leur tendon commun.)

IV. — Abducteur du petit orteil.

(L'analogue de l'adducteur du gros orteil.)

Le plus superficiel et le plus long des muscles de la région plantaire externe.

Insertions fixes. — Au petit tubercule ou tubercule externe de la partie postérieure et inférieure du calcanéum, à l'aponévrose plantaire qui le recouvre, et à la cloison aponévrotique qui le sépare des muscles de la région moyenne.

Insertion mobile. — Au bord externe de la première phalange du petit orteil.

Rapports. — Recouvert par l'aponévrose et la peau, il recouvre le court fléchisseur du petit orteil et le tendon du long péronier latéral.

Action. — Abducteur du petit orteil.

V. — Court fléchisseur du petit orteil.

(L'analogue du court fléchisseur du gros orteil.)

Insertions fixes. — A l'extrémité postérieure du cinquième métatarsien, à la face inférieure du cuboïde et un peu à la face inférieure du corps du cinquième métatarsien.

Insertion mobile. — Au bord externe de la première phalange du petit orteil, en confondant son tendon avec celui de l'abducteur.

Rapports. — Recouvert par l'abducteur du petit orteil, il recouvre les os et articulations correspondantes.

Action. — Fléchisseur du petit orteil et un peu abducteur.

(Les deux muscles de la région plantaire externe, comme ceux de la région interne avec lesquels ils offrent une grande analogie, forment aussi un muscle biceps dont l'abducteur représente la longue portion, et le fléchisseur la courte portion.

Un os sésamoïde se développe dans leur tendon commun au niveau de leur réunion.)

VI. — Court fléchisseur plantaire.

Le plus superficiel des muscles de la région moyenne.

Insertions fixes. — A la tubérosité interne de la partie inférieure et postérieure du calcanéum, à l'aponévrose plantaire qui le recouvre, et aux deux aponévroses qui le séparent des muscles de la région interne et de la région externe.

Insertions mobiles. — Il s'insère aux quatre derniers orteils, de la même manière que le fléchisseur superficiel des doigts.

Rapports. — Recouvert par l'aponévrose et la peau, il recouvre l'accessoire, les tendons du long fléchisseur commun des orteils et les quatre lombricaux. Il est séparé de l'accessoire par les vaisseaux et nerf plantaires externes. Il a en dedans de lui les muscles de la région interne dont il est séparé par une cloison aponévrotique, en dehors ceux de la région externe dont le sépare aussi une aponévrose.

Action. — Fléchisseur des quatre derniers orteils.

VII. — Accessoire du long fléchisseur commun des orteils.

Insertions fixes. — A la face inférieure du calcanéum en avant des deux tubercules.

Insertion mobile. — Sur le bord externe du tendon du long fléchisseur commun.

Rapports. — Recouvert par le court fléchisseur plantaire dont il est séparé par les vaisseaux et les nerfs plantaires externes, il recouvre les os et les articulations du tarse.

Action. — Il porte en arrière le tendon du fléchisseur commun et redresse l'action de ce tendon.

VIII. — Lombricaux.

Ces muscles, au nombre de quatre, se comptent de dedans en dehors (premier, deuxième, troisième, quatrième).

Insertions fixes. — A l'angle rentrant que forment les tendons du fléchisseur commun au moment où ils se divisent. Le premier des lombricaux s'insère sur le bord interne du tendon.

Insertions mobiles. — Par un tendon aplati, sur le côté externe des articulations métatarso-phalangiennes des quatre derniers orteils. Au moment de leur insertion, ces tendons s'épanouissent sur les parties environnantes et se confondent en partie avec les tendons des interosseux, en partie avec les ligaments des articulations correspondantes, en partie avec la face profonde de la peau.

Action. — Fléchisseurs des orteils.

IX. — Abducteur oblique du gros orteil.

Insertions fixes. — A la face inférieure des cunéiformes, à l'extrémité postérieure des deux ou trois premiers métatarsiens, et aux ligaments correspondants.

Il est oblique en avant et en dedans.

Insertion mobile. — Au bord externe de la première phalange du gros orteil.

Rapports. — Recouvert par les lombricaux et les tendons du fléchisseur commun, il recouvre les interosseux, les os du métatarse et l'arcade plantaire.

Action. — Abducteur du gros orteil.

X. — Abducteur transverse du gros orteil.

Insertions fixes. — Par quatre faisceaux, à la face inférieure de la tête des quatre premiers métatarsiens.

Il a une direction transversale.

Insertions mobiles. — Au bord externe de la première phalange du gros orteil, en se confondant avec le tendon du précédent.

Rapports. — Recouvert par les lombricaux, il recouvre les métatarsiens et les interosseux.

Action. — Il est abducteur.

(Ces deux muscles, forment encore un muscle biceps dont l'abducteur oblique est la longue portion, le transverse la courte portion. Un os sésamoïde se développe dans l'épaisseur de leurs tendons réunis sous la tête du premier métatarsien.)

XI. — Interosseux.

Leur description est identique avec celle des interosseux de la main.

Dans l'étude de ces muscles il faut considérer le deuxième métatarsien et le deuxième orteil comme l'axe du pied. Ils sont au nombre de sept comme à la main, quatre dorsaux et trois plantaires. De même qu'à la main, on pourrait considérer ici l'abducteur oblique comme premier interosseux plantaire, il a la même action que les autres et le même nerf l'anime. Du reste, il a beaucoup d'analogie avec l'adducteur du pouce.

www.ingramcontent.com/pod-product-compliance
Ingram Content Group UK Ltd.
Pitfield, Milton Keynes, MK11 3LW, UK
UKHW031048260726
13965UKWH00006B/974